W0314756

Annette Kerckhoff, Caroline Contentin El Masri
Hausmittel aus aller Welt

Naturheilkunde für Zuhause

Hausmittel aus aller Welt

Annette Kerckhoff, Caroline Contentin El Masri

unter Mitarbeit von E. Weber, E. Hirsch, A. Seyler,
S. Alsayad und Dr. med. M. Elies

KVC | VERLAG

KVC Verlag
NATUR UND MEDIZIN e. V.
Am Deimelsberg 36, 45276 Essen
Tel.: (0201) 56305 70, Fax: (0201) 56305 60
www.kvc-verlag.de

Kerckhoff, Annette; Contentin El Masri, Caroline
Hausmittel aus aller Welt

Wichtiger Hinweis: Für Angaben über Dosierungsanweisungen und Applikationsformen kann vom Verlag keine Gewähr übernommen werden. Jede Dosierung oder Applikation erfolgt auf eigene Gefahr des Benutzers.

ISBN 978-3-945150-61-0

Fotos: © Nina Pieroth (Frauenportraits ab S. 86), © Paulus Ponziak (Cover, S. 4), Fotolia.com: © g215 (S. 17), © yurakp (S. 20), © Joachim Opelka (S. 25), Scisetti Alfio (S. 31), © Anna Sedneva (S. 37), © piyaset (S. 39), angorius (S. 49), © MIGUEL GARCIA SAAVED (S. 52), © Heliosphile (S. 62), © Marty Kropp (S. 65)
Gestaltung: eye-d Designbüro, Essen
Druck: Union Betriebs-GmbH, Rheinbach

klimaneutral
natureOffice.com | DE-574-812070
gedruckt

Vorwort

Wussten Sie, dass geriebener Schwarzkümmel mit Honig in Syrien als Stärkungsmittel für Kinder dient? Dass in Italien Lorbeerblättertee mit Zitrone und Honig gegen Bauchschmerzen getrunken wird? Dass in Persien Frauen im Wochenbett traditionell Kümmel und Fenchel zu essen bekommen und Wassermelone bei Fieber angeboten wird?

In diesem Buch finden Sie Rezepte und Überliefertes aus mehreren Workshops und zahlreichen Gesprächen, in den sich Frauen aus aller Welt über Gesundheit, ihre persönlichen Erfahrungen und Empfehlungen ausgetauscht haben.

Für das Gesundheitswissen spielt „Networking" durch Kommunikation und Austausch mit anderen eine große Rolle. Es dient dem Informationsfluss, der zur Weitergabe, Erhaltung und Weiterentwicklung des alten und neuen Wissens beiträgt. Es sind vor allem Frauen, die sich zu diesen Fragen austauschen und dieses Wissen nutzen, sind sie doch in vielen Kulturen mit der Gesundheit der Kinder und anderer Verwandten beschäftigt. Daher verfügen sie über Gesundheitskompetenz und Kenntnisse zur Selbsthilfe.

Das vorliegende Buchprojekt sieht sich als naturheilkundliche und anthropologische Sammlung der Ergebnisse fruchtbarer Kommunikation über die Erfahrung von Frauen aus aller Welt. Hausmittel und Erfahrungen wurden gesammelt, geprüft und niedergeschrieben. Dieses Buch soll die Verbreitung von Informationen durch ein „heilsames Update" des alltäglich nützlichen Gesundheitswissens unterstützen und fördern.

Hausmittel sind vor allem eines: preisgünstig. Außerdem sind sie in aller Regel leicht durchzuführen. Sie nutzen Materialien, die sich im Haushalt oder im

Garten finden oder in der Nähe gekauft werden können. Während im europäischen Raum seit dem Altertum Zwiebel, Knoblauch oder Kümmel verwendet werden, geht es (in diesem Buch) auch um Hausmittel wie Heilerde, Senfmehl oder Natron, deren positive Wirkung unterschätzt wird, und um andere Hausmittel wie Schwarzkümmel, Ingwer oder Sheabutter, die man in gut sortierten Supermärkten, Asia-Läden, arabischen oder türkischen Geschäften findet und die folglich neue Möglichkeiten zur Selbsthilfe eröffnen.

Hausmittel sind auch Bedeutungs- und Erlebnisträger: Durch den Kontext der Verwendung und durch die Gefühle und Empfindungen, die damit zusammenhängen, wird ihnen Bedeutung zugeschrieben – sei es unmittelbar im Moment der Anwendung, wenn eine gute Seele den Tipp mitteilt, oder durch die hervorgerufenen heilsamen Erinnerungen, wenn man sich die Wirkung der Hausmittel vorstellt und sie dann zubereitet und zu sich nimmt. Die Selbstheilungskraft wirkt nicht weniger als der Wirkstoff selbst.

Wir haben im Laufe unserer lebendigen Workshops viel voneinander gelernt – auch und gerade im Bereich der Gesundheitspflege und Heilkunde im transkulturellen Kontext. Möge dieses Buch seinen Beitrag dazu leisten.

Inhalt

Einstieg

Die Vorgeschichte

Das Buch, das Sie in den Händen halten, ist das Ergebnis der Zusammenarbeit von Naturheilkundigen, Heilpraktikerinnen, Heilerinnen, Anthropologinnen und Kompetenten bzw. Erfahrenen, die sich seit Jahren mit Heilkunde und Selbsthilfe im interkulturellen Kontext befassen. Ein kurzer Rückblick:

Das öffentliche Interesse an Heilverfahren griff die Werkstatt Ethnologie auf und stellte im April 2012 eine medizinethnologische Ausstellung mit dem Titel „Sibyllenwurz und Speisedampf[1] – Heilmethoden mit Migrationshintergrund" im Schillerpalais Berlin-Neukölln zusammen.

In dem mit illustrativen Gegenständen und erklärenden Texttafeln zu den Themen TCM, Ayurverda, urbaner Schamanismus oder Candomblé gemütlich angelegten Raum wurde ein umfangreiches Veranstaltungsprogramm mit Vorträgen, Filmen und mehreren Workshops angeboten. Dazu gehörte ein Filmprojekt in Kooperation mit dem Institut für Sozial- und Kulturanthropologie der FU Berlin, für das Studierende sieben filmische Porträts über HeilerInnen in Berlin gedreht hatten.[2] Einer der Workshops war eine Fortbildung für die Stadtteilmütter von Neukölln mit der Projektleiterin Maria Macher. Er trug den Titel „Hausmittel – viel Gesundheit für wenig Geld" und war Teil einer Ausbildung

---

[1] „Die Sibyllenwurz", bekannter unter dem Namen Kreuzenzian, ist ein europäisches Heilkraut, in vorchristlicher Zeit auch als Zauberkraut angesehen. „Speisedämpfe" ist nach Prof. Dr. Paul Unschuld die wörtlichste Übersetzung des chinesischen Begriffs „Qi" (auch als Lebensenergie bezeichnet).

im Bereich Gesundheit und Selbsthilfe. An drei Vormittagen sollten die Frauen etwas über naturheilkundliche Selbsthilfestrategien lernen und sich darüber austauschen, wie in ihrer Heimat traditionell leichtere Erkrankungen behandelt wurden. Für die Leitung konnte die Werkstatt Ethnologie die Journalistin Dr. Annette Kerckhoff von Carstens-Stiftung : Natur und Medizin gewinnen. 15 Frauen aus 15 Ländern und vier oder fünf Berlinerinnen nahmen teil.

Die Anthropologin und Krankenpflegerin Caroline Contentin El Masri, freie wissenschaftliche Mitarbeiterin der Werkstatt Ethnologie und eine der Ausstellungsmacherinnen bereitete die Dokumentation dieser Workshops vor. Sie kümmerte sich um die Aufzeichnung der Veranstaltungen, um die Transkription des Audio-Materials und das Dolmetschen. Die Empfehlungen der Teilnehmerinnen wurden von Annette Kerckhoff nachrecherchiert und durch zahlreiche Interviews ergänzt. Die wichtigsten der genannten Heilmittel wurden vor dem Hintergrund des derzeitigen wissenschaftlichen Wissensstandes in Form von Steckbriefen porträtiert.

Ein starkes Medienecho auf die erste Auflage von *Hausmittel aus aller Welt* und viele Nachfragen zeigten das Interesse an mündlich überliefertem Gesundheitswissen im interkulturellen Kontext. Es hat die Autorinnen in den Folgejahren darin bekräftigt, weiter an dem Thema Selbsthilfestrategien zu arbeiten. Mit der Ausstellung wurde eine kommunikative Plattform geschaffen, und sie konnten weitere Einzelinterviews und Feldforschung durchführen, Vorträge und Workshops veranstalten und noch viele Kompetente kennenlernen.

Im Winter 2015/2016 fanden zwei weitere Workshoptage mit Expertinnen und erfahrenen Laiinnen aus verschiedenen Ländern im Vereinssitz der WEB im „Blauen Salon“ des Mehringhofs statt. Mit ihnen wurde die Verwendung von Schwarzkümmel, Senfmehl, Hiobstränen, Ingwer, Heilerde, Beifuß, die Anwendung von Moxa, anregenden und beruhigenden Tees besprochen. Während wir uns alle freundlich austauschten, fand im Raum nebenan das Foto-Shooting mit den erklärten Lieblingsheilmitteln der fotografierten Frauen statt.

---

[2] Die DVD „Sibyllenwurz und Speisedampf“ kann über die Homepage www.werkstatt-ethnologie.de bestellt werden. Siehe auch Hirsch E, Contentin El Masri C: Sibyllenwurz und Speisedampf. Bericht über die Ausstellung der Werkstatt Ethnologie Berlin vom 23.04.2012–11.05.2012. Curare – Zeitschrift für Medizinethnologie, Journal of Medical Anthropology. 2013; 36 (3): 180–186.

Wir freuen uns, wenn wir Sie, liebe Leserinnen und Leser, mit diesem Buch neugierig gemacht haben, das eine oder andere Rezept auszuprobieren und dessen verblüffende und wohltuende Wirkung zu genießen und weiterzuverbreiten!

Die Freude und Inspiration, die wir selbst in den Workshops gefunden haben, möchten wir mit Ihnen durch das vorliegende Buch teilen.

Wir freuen uns auf Ihre Erfahrungen, Anregungen und Kritik unter:
#hausmittel, #allerwelt, #frauenberichten, #hausmittelupdate (über die Facebook-Seite "Sibyllenwurz und Speisedampf")
info@werkstatt-ethnologie.de
a.kerckhoff@naturundmedizin.de

Zum Aufbau des Ratgebers

Auf den folgenden Seiten erzählt Caroline Contentin El Masri zunächst, wie das Projekt „Stadtteilmütter" zustande kam und gibt Ihnen Einblicke in die Workshops. Im Anschluss wird Annette Kerckhoff ein wenig ausholen und das Thema „mündliche Überlieferung von Frauen" erläutern. Elisabeth Hirsch und Caroline Contentin El Masri runden den anthropologischen Theorieteil ab.

Im nächsten Teil des Buches finden Sie ausgewählte Steckbriefe zu Heilpflanzen aus der ganzen Welt von Aloe bis Teebaumöl. Kleine Rezeptideen haben wir in diese Portraits mitaufgenommen. Der folgende Teil des Buches ist dann ganz den Rezepten gewidmet. Nicht immer werden Sie das klassische Rezeptformat wiederfinden, denn uns waren die Geschichten, Überlieferungen und Hintergrundinformationen ebenso wichtig. Manchmal gibt es nur wenige Hinweise zur Zubereitung, manchmal ist es ausführlicher. Auf diese Weise konnten wir die Vielfalt erhalten.

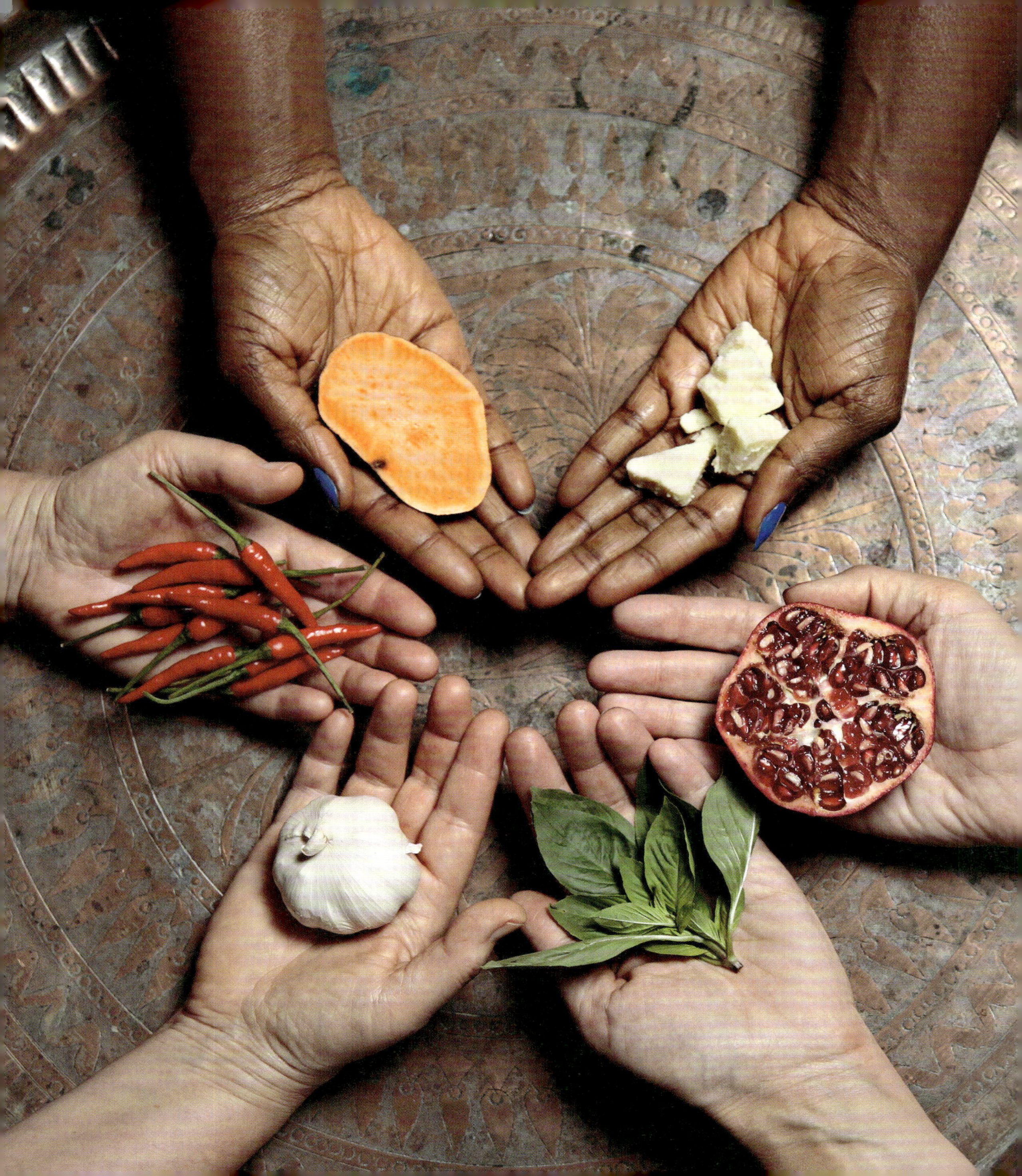

Die Zusammenarbeit mit den Neuköllner Stadtteilmüttern – Ein Einblick in die Workshops

Caroline Contentin El Masri

Im April und Mai 2012 fanden unter dem Titel „Hausmittel – Viel Gesundheit für wenig Geld“ drei Workshops mit transnationalen Teilnehmerinnen in Berlin-Neukölln statt. Die Teilnehmerinnen waren 15 Stadtteilmütter mit vielfachen Lebenserfahrungen und den jeweiligen entsprechenden Gesundheitsvorstellungen plus jeweils 2–3 einzelne Interessierte. Die Workshops wurden als Teil der Fortbildung im Bereich Gesundheit von den Kooperationspartnern bezahlt.

Die Stadtteilmütter

Das Konzept des Projektes „Stadtteilmütter“ stammt ursprünglich aus Rotterdam in den Niederlanden. In Deutschland wurde es erstmalig 2004 in Berlin-Neukölln umgesetzt, hier zunächst als kleines „Kiezprojekt“, dann als großes Pilotprojekt.

Von Neukölln aus hat es sich zunächst in Berlin verbreitet, dann in ganz Deutschland. 2008 wurde das Projekt in Sydney (Australien) mit dem „Metropolis Award“ ausgezeichnet. Der langjährige Neuköllner Bürgermeister Heinz Buschkowsky: „Die Stadtteilmütter sind ein Exportschlager. Inzwischen zehnmal national und international ausgezeichnet, sind sie ein lebendes und pragmatisches Beispiel gelebter Integrationsarbeit vor Ort.“ Mittlerweile sind fast 9500 Familien und 65 Neuköllner Kindertagesstätten, Grundschulen, Nachbarschaftsheime und Familienzentren von Stadtteilmüttern beraten worden. 2015 arbeiteten um die 80 Stadtteilmütter in Neukölln.

Das Projekt „Stadtteilmütter in Neukölln“ hat das Diakoniewerk Simeon gGmbH zum Träger und wird weiterhin hauptsächlich von drei Kooperationspartnern getragen: der Senatsverwaltung für Stadtentwicklung und Umwelt, dem Bezirksamt Neukölln von Berlin und dem Jobcenter Neukölln (Beschäftigungsmaßnahme „Förderung von Arbeitsverhältnissen“). Seit 2014 werden 12 Stadtteilmütter zudem als Integrationslotsen über das Landesrahmenprogramm des Senats für Neukölln finanziert – eine Erweiterung ihrer Tätigkeit um die Begleitung bei administrativen Vorgängen. Ende 2013 hatte die Senatorin für Arbeit, Frauen und Integration des Landes Berlin, Dilek Kolat (SPD), rund 70 Stellen für so genannte Integrationslotsinnen und -lotsen für Berlin geschaffen.

Das Projekt „Stadtteilmütter" bildet hauptsächlich mehrsprachige und arbeitsuchende Mütter in einem viermonatigen Qualifizierungskurs in zehn verschiedenen Bereichen aus, so z. B. in Erziehung, Kita- und Schulsystem, zweisprachiger Entwicklung, Gesundheit, Suchtvorbeugung und Mediennutzung. Sie erhalten nach erfolgreich abgeschlossener Ausbildung ein Zeugnis, das die Frauen berechtigt, als Stadtteilmütter zu arbeiten. Im Anschluss besuchen die Stadtteilmütter gleichsprachige Familien bzw. deutschsprachige Familien, um diese in einer Art Schneeballsystem zu beraten und zu informieren.

In Berlin-Neukölln helfen die Stadtteilmütter seit 2004 Transmigranten-Familien im Kiez. In Neukölln, wo das erste Projekt etabliert wurde, gibt es heute über 350 ausgebildete Stadtteilmütter. Inzwischen wird das Konzept auch in anderen Berliner Bezirken umgesetzt. Die Stadtteilmütter arbeiten überall in sozialen Brennpunkten, wo es Quartiersmanagement gibt, mit diesem zusammen. Sie setzen sich für den interkulturellen Dialog ein, unterstützen die Integration. Viele haben schon eine Menge erlebt und viel geleistet. Das merkt man ihnen an: Fast alle haben viel Energie und sind trotz aller Schwierigkeiten lebensfroh und lustig. Selber eine „pendelnde Bürgerin Europas" beeindruckt mich das besonders.

Die Workshops

In unsere Gesundheitsworkshops, die von Annette Kerckhoff, Edith Weber und mir geleitet wurden, kamen Frauen mit türkischem und arabischem Hintergrund (Ägypten, Libanon, Marokko, Palästina, Syrien, Tunesien), andere Teilnehmerinnen stammten aus Osteuropa (Lettland, Ukraine), Asien (Bangladesh, Sri Lanka, Thailand), Indonesien, Afrika (Burkina Faso, Ghana), Frankreich und auch einige aus Deutschland.

Bereits als die Teilnehmerinnen beim ersten Termin den Raum betraten, fiel auf, wie individuell und farbenfroh sie gekleidet waren. Jede kam gleichermaßen mit ihrer besonderen Erfahrung. Die Atmosphäre war gelöst und entspannt, man setzte sich um den Tisch, auf dem farbigen Blätter für Notizen lagen, außerdem zahlreiche Gewürz- und Teeproben. Annette Kerckhoff: „Unser Anliegen ist, etwas über Hausmittel zusammenzutragen, weil sie gute, einfache Möglichkeiten bieten, um zu heilen oder die Selbstheilungskräfte anzuregen. Was können wir Frauen selber tun?“ Die Frauen stellten sich vor und berichteten von Heilmitteln, die nach ihrer Erfahrung bei leichteren bzw. chronischen Erkrankungen eine besondere Rolle spielen.

S. aus Bangladesh erzählte: „Bei uns ist Rapsöl sehr wichtig – für alle von Babys bis zu alten Leuten. Wir verwenden das Öl zur Massage zur Entspannung für Babys, wir massieren uns auch bei Erkältungen damit vor der Dusche. Hände und Füße werden mit warmem Öl massiert. Wenn man Ohrenschmerzen hat, nutzt man warmes Rapsöl mit Knoblauch und tropft es ins Ohr. Dieses Öl verwenden wir auch für das Essen: für Nudeln, überbackene Kartoffelklößchen, Salat und viele andere Rezepte.“ Für die Teilnehmerin aus Bangladesh ist Rapsöl Teil ihres Alltags und sowohl äußerlich als auch innerlich wichtig.

So wichtig wie das Rapsöl in Bangladesh, ist die Sheabutter in Westafrika, wie A. aus Burkina Faso erläuterte: „Bei uns wird Sheabutter verwendet, für kleine Kinder bis zu Erwachsenen. Bei kleinen Kindern heißt es, dass sich die Knochen verstärken, wenn man sie damit massiert. Wir nehmen die Sheabutter zur Massage, z. B. gegen Müdigkeit. Wenn wir müde sind, reiben wir den ganzen Körper mit Shea-Butter ein und duschen dann mit warmem Wasser.“ Hausmittel können also bereits vor der Wirkung des Wirkstoffs selbst zur Selbsthilfe und zum Wohlbefinden von einem selbst und von anderen, damit auch zum Miteinander, beitragen.

Hausmittel stammen häufig aus der nahen Umgebung. Eine Teilnehmerin berichtet: „Ich komme aus Lettland, bin dort auf einem Bauernhof groß geworden. In Lettland gibt es sehr viele Wälder, wir haben daher sehr, sehr viele Kräuter. Ich bin aufgewachsen mit vielen Kräutertees. Zum Beispiel sammeln und trocknen die Frauen Johanniskraut, das als Kräutertee getrunken wird. Außerdem haben wir sehr viele Beeren: Blaubeeren, Heidelbeeren, Erdbeeren, Himbeeren und noch andere Beeren, die es hier nicht gibt, seltene Beeren. Außerdem glaube ich, dass wir so gesund sind, weil wir so viel in die Sauna gehen. Meine Eltern kommen aus Lettland und Russland. In Russland gibt es Banyas, das sind Sauna-Hütten. Wir hatten auch eine Banya. In die Sauna gehen auch schon die kleinen Kinder."

Ein anderes Beispiel zeigt, wie wichtig es bei häufigen Beschwerden sein kann, dass die unterstützenden Hausmittel einfach und preiswert zur Verfügung stehen. S. erzählt: „Ich komme aus dem Libanon, ich bin verheiratet und habe sechs Kinder. Ich verwende Mittel, die wenig Geld kosten. Zum Beispiel Rosenwasser. Das ist gut, wenn man Bauchschmerzen hat. Man gibt einen kleinen Löffel in Wasser." C. aus Thailand sagt: „Ich trinke immer Wasser mit einem Stückchen Ingwer". Und A. aus Syrien: „Bei uns verwenden wir auch viele Kräuter. Bei Magenschmerzen trinken wir Minze- und Fencheltee. Nach Geburten gibt man bei uns der Mutter für 40 Tage Fencheltee zu trinken. Das beruhigt auch das Baby."

Beim zweiten Workshop waren Magen und Darm, Haut und Schönheit die zentralen Themen. Manche der Frauen hatten eigenes Material zur Demonstration mitgebracht, darunter Bittergurken, Sheabutter, Schwarzkümmel, spezielle Tees, Flohsamen, Rosenwasser, aber auch Koch- und Pflanzenbücher. Wieder ergaben die verschiedenen Empfehlungen lebhafte Diskussionen – und durchaus unterschiedliche Herangehensweisen.

Schmerzen standen beim dritten Termin im Vordergrund: Kopfschmerzen, Ohrenschmerzen, Halsschmerzen, aber auch Gelenk- und Rückenschmerzen. Auch hier zeigte sich, wie unterschiedlich die verschiedenen Teilnehmerinnen mit bestimmten Schmerzen umgingen, beispielsweise mit Menstruationsbeschwerden: Während manche von ihrem Bedürfnis sprachen, sich zurückzuziehen, traten andere für Bewegung ein: „Wenn man Schmerzen hat, muss man sich bewegen – nicht Sport machen, aber sich bewegen –, so dass der Schmerz ‚raus geht'." Eine Teilnehmerin zeigte Übungen für eine gute Körperhaltung, einige andere hatten Kosmetikproben dabei, S. aus dem Libanon brachte einen Kuchen mit Rosenwasser mit. Ein schöner Ausklang der Veranstaltungsreihe.

Die Workshops 2015 und 2016 knüpften an den Erfolg der Vorgänger an. In geschütztem Raum konnten sich die Teilnehmerinnen über intime Themen austauschen, sie konnten über die Krankheiten der Familie, aber auch über eigene Beschwerden sprechen, in einem thematischen Spektrum, das zwischen Kochen,

Gesundheitspflege, Schönheit, Körperpflege, Medizin und Wellness angesiedelt war. Damit waren sie ein gelebtes Vorbild des gegenseitigen Kulturaustauschs, der sachliche Kommunikation, dichtes Verstehen und eine gemeinsame Erfahrung respektvoll förderte und dementsprechend alle Teilnehmerinnen bereichern konnte und über jeden Lebensweg hinaus ein Gefühl der Zusammengehörigkeit hervorbrachte.

Im Laufe meiner Feldforschung bei den Stadtteilmüttern in Neukölln konnte ich diese Art, sich auszutauschen genau untersuchen und feststellen, dass diese Gruppendynamik an sich schon gesundheitsfördernd ist.

Mündlich überlieferte Rezepte von Frauen aus aller Welt – Naturheilkundliche Überlegungen

Annette Kerckhoff

Viele Frauen haben für dieses Buch ihr Wissen mit uns geteilt. Dadurch ist hier ein breites Spektrum an Anwendungen und Rezepten zusammengekommen. Im Hinblick auf die naturheilkundlichen und volksmedizinischen Rezepte wurde vieles deutlich, das ich auf den folgenden Seiten zusammenfasse.

Frauen als Trägerinnen von Gesundheitswissen und Gesundheitskultur

Wie eingangs erwähnt, sind Frauen in vielen Kulturen Trägerinnen alten Gesundheitswissens, das sie weitergeben, erhalten und auch weiterentwickeln. Die Versorgung von Kranken ist in den Familien der befragten Migrantinnen übereinstimmend Aufgabe der Frau. In dieser Rolle werden sie von ihren Männern respektiert und unterstützt. Die Kenntnisse über Hausmittel haben sie zum Großteil von ihren Müttern und Großmüttern erhalten, vereinzelt auch von ihren Vätern. In vielen Haushalten waren derartige generationenübergreifende Treffen im Alltag üblich. Die Frauen trafen sich zuhause, bei Verwandten oder Freundinnen und tauschten sich aus – nicht zuletzt über gesundheitliche Fragen und unterschiedliche Erfahrungen.

Viele Frauen kannten Empfehlungen zu gesundheitsfördernden Rezepten, insbesondere wenn man sie systematisch nach unterschiedlichen Beschwerden fragte. Neben den Rezepten zur Behandlung von Krankheiten gab es auffallend viele Rezepte, die einfach dazu dienten, die Gesundheit zu stärken. Die auch in diesem Buch wiedergegebenen Empfehlungen zur allgemeinen Gesundheitsförderung zeigen: Gesundheit fängt bereits in der Schwangerschaft und vom ersten Tag des Lebens an. Es gibt Stärkungsrezepte für Kinder, Schwache und Alte. Kräutertees gehören zum Alltag in der Heimat der Teilnehmerinnen, sie werden nicht erst im Krankheitsfall genutzt. Dies gilt auch für regelmäßige Bewegung (z. B. Alltagsbewegung oder Volkstanz) oder für den regelmäßigen Saunabesuch. Auch das soziale Miteinander wird als wichtiger gesundheitserhaltender und die Psyche stabilisierender Faktor angesehen. Nicht zuletzt spielen auch die Familie und das familiäre Miteinander, z. B. gemeinsame Mahlzeiten, eine große Rolle.

In diesen Bereichen können wir viel voneinander abschauen: Ob es die reichhaltige Verwendung von Gewürzen in der Küche ist, der regelmäßige Genuss von Sauerkraut oder Joghurt, gemeinsame Mahlzeiten, Volkstanz, die Einbindung von verschiedenen Generationen etc. – all dies sind, wie wir aus Sicht der Gesundheitswissenschaften wissen, starke gesundheitsfördernde Komponenten.

Häusliche Ressourcen – Schnittstellen von Küche und Körperpflege

Frauen greifen zu dem, was ihnen zur Verfügung steht. Sie haben einen pragmatischen Heilungsansatz und setzen für die Erstbehandlung Substanzen ein, die sich ohnehin in der Küche, im Keller oder Garten befinden. Dazu gehören beispielsweise Zwiebel, Knoblauch, Öl, Salz und Zucker. Einen hohen Stellenwert in vielen Kulturen haben Gewürze – für die Küche, aber auch für den Krankheitsfall. Damit hat die häusliche Gesundheitskultur und Krankenpflege eine breite Schnittstelle mit der Ernährung. Gewürze sind Arzneipflanzen im Rohzustand: Lediglich die Dosierung macht aus Gewürzen wie Rosmarin, Thymian, Majoran, Ingwer, Chili oder Zimt und Kardamom ein pflanzliches Arzneimittel, das für gesundheitsfördernde oder heilende Rezepte eingesetzt wird. Die Wirkrichtung und die Anwendungsgebiete bleiben die gleichen.

Auch die Schnittstelle zur Körperpflege ist fließend, insbesondere bei Anwendungen wie Bädern oder Einreibungen. Entsprechend fällt bei manchen traditionellen Rezepten auf, wie sinnlich sie sind: Bei den Rezepten aus Bangladesh und Westafrika finden sich Ganzkörpereinreibungen als wöchentliches Ritual oder gegen bestimmte Beschwerden. Dabei kann es sich auch um Allgemeinbeschwerden handeln, wie in dem Rezept gegen Müdigkeit aus Burkina Faso, bei dem einer Ganzkörpereinreibung mit Sheabutter eine warme Dusche folgt. In manchen Fällen wird die Selbstbehandlung empfohlen, in anderen – z. B. bei der beschriebenen westafrikanischen Babymassage oder der Öleinreibung von Händen und Füßen aus Bangladesh – wird einen Akt der Fürsorge und Berührung beschrieben.

Neue Ressourcen – Anpassung an neue Verhältnisse

Das Internet ist eine wichtige und gern genutzte Möglichkeit, Gesundheitswissen zu erwerben. Dies taten auch die Teilnehmerinnen der Workshops. In ihrer neuen Heimat Berlin kombinierten die befragten Migrantinnen drei Behandlungsstrategien: die erlernten Hausmittel und den Austausch in der Familie, unter Freunden oder Kollegen, d. h. also die mündliche Weitergabe von tradiertem Erfahrungswissen, dann den Besuch beim Arzt und schließlich den Besuch beim Heiler, zum Teil in Deutschland, zum Teil im Heimatland.

Hausmittel setzen sie z. B. bei Erkältungen, leichten Entzündungen, Schmerzen, Haut- und Verdauungsproblemen ein. „Hausmedizin" umfasst Bettruhe, Massagen, Bewegung, Ruhe, Wickel und Auflagen, Schwitzen, Wasseranwendungen, Wärme und Kälte, Abhärtung, Kräuter und Gewürze. Einen Arzt besuchen sie vor allem für Vorsorge- und Kontrolltermine.

Kulturelle Unterschiede – übereinstimmende Grundprinzipien

Gerade im interkulturellen Vergleich wurde deutlich: Selbsthilfestrategien hängen vom Krankheitsverständnis ab. Dieses ist kulturell geprägt, also vom im jeweiligen Land vorherrschenden Menschenbild, und zudem subjektiv von der individuellen Krankheitsdeutung. Herkunft, soziale Stellung und Geschichte eines Menschen beeinflussen unter anderem, wie er eine Krankheit erklärt – und wie er sie behandelt. Die Empfehlungen in diesem Band zeigen deutlich, dass es für ein und dieselbe Erkrankung, beispielsweise eine Erkältung, ganz unterschiedliche Heilansätze gibt.

Im Vergleich der Rezepte und Empfehlungen zeigt sich, dass sie sich zwar von Land zu Land etwas unterscheiden (darauf geht der nächste Textbeitrag ausführlich ein), aber doch bisweilen einem übereinstimmenden Prinzip folgen: Knoblauch wird zum Beispiel weltweit zur Abwehr von Infekten eingesetzt.

Auffallend war auch, dass viele Kulturen die Anwendung von Fett oder Öl zur Behandlung von festsitzendem Husten kennen, ob nun als Schmalzwickel, Butterpflaster, Einreibung mit Sheabutter oder mit Rapsöl. Ähnliches kennt man auch aus dem Ayurveda mit den Ölmassagen. Aber auch bestimmte Verarbeitungsmethoden sind weit verbreitet, so zum Beispiel die Fermentierung von Gemüse, das wir als Sauerkraut, Kimchi oder „Sauergemüse" kennen. Hier hat sich eine Konservierungsform international durchgesetzt, die heute als besonders gesundheitsfördernd anerkannt ist.

Die Beobachtungen des Frauenwissens und der Rezepte selbst im interkulturellen Vergleich sind spannend und sicherlich mit diesem Buchprojekt nicht abgeschlossen. Gerade weil Hausmittel nur selten in der traditionellen Anwendungsform in Studien geprüft werden, lohnt es sich, auf ähnliche Anwendungen in unterschiedlichen Kulturen zu blicken, handelt es sich dabei doch quasi um „multizentrische Langzeitbeobachtungen".

„Mein Bauchnabel ist verrutscht" – Anmerkungen zu Gesundheit und Krankheit aus anthropologischer Sicht

Elisabeth Hirsch, Caroline Contentin El Masri

„Göbe im dü tü", sagt die türkische Patientin, „Mein Nabel ist verrutscht", übersetzt die Dolmetscherin im Krankenhaus. Was meint die Frau damit?

Diese Aussage kann prinzipiell mehrere Bedeutungen haben. In der Entwicklung von Babys benennt sie den Zeitpunkt, an dem die Nabelschnur abgefallen ist. Bei Erwachsenen bezeichnet man damit plötzlich auftretende, nicht eindeutig diagnostizierbare Beschwerden im Bauchbereich, z. B. ständige Übelkeit, Erbrechen, Magenschmerzen, aber auch Müdigkeit und Unwohlsein.

Im Rahmen der Medizinethnologie werden u. a. Verständnisse und Deutungen von Krankheit und Gesundheit untersucht. Ein Anliegen dabei ist, das subjektive, also persönliche Erlebnis der Person im Detail und im Kontext zu begreifen. Hier gilt es, die Erfahrung hinter den Worten hervorzuheben und die relevanten Zusammenhänge in der Form von Symptomen und Zeichen zum Zweck der medizinischen Diagnose zu erläutern. Das Beispiel des „gefallenen Nabels" steht für die körperliche und geistige Körpermitte (vgl. Nabel der Welt). Die Aussage der Kranken, ihr Zentrum sei verrutscht, verstand die Ärztin als „Ich habe meine Mitte verloren" und erkannte, dass die Patientin an einer Depression litt.

Krankheitsverständnis und -deutung sind kulturell geprägt. Schmerzen, Beschwerden und Krankheiten werden verschieden definiert, erlebt und unterschiedlichen Ursachen zugeordnet (z. B. materiellen, psychischen, religiösen, sozialen usw.) und dementsprechend behandelt.

Krankheitsursachen untersucht die Anthropologie sowohl auf der alltäglichen, individuellen, als auch auf der sozialen, politischen und historischen Ebene. So wird das Erlebnis der Krankheit ganzheitlich und nicht nur körperspezifisch behandelt. Aus anthropologischer Sicht sind medizinische, religiöse, spirituelle und magische Erklärungen ineinander verzahnt, keine Richtung hat einen Anspruch auf die absolute Wahrheit. Gleiches gilt für Behandlungen und Anwendungen sowie für ihre Begründungen.

Es gibt eine Vielzahl von subjektiven Erklärungen zu Ursachen von Krankheit und Unglück: Bereits vor der Geburt können je nach Kontext der Einfluss des Karma, das Schicksal, Kismet, die Wirkung der Sterne oder die Genetik wirksam sein. Angriffe auf die Gesundheit können im Laufe des Lebens aus verschiedenen Richtungen kommen: Außer schädigenden Lebens-, Arbeits- und Umweltbedingungen, Lebensstil, Infektionen durch Viren, Bakterien und dem Befall mit Pilzen oder Parasiten können Hexerei oder böser Blick als Ursache von Erkrankungen betrachtet werden. Spirituelle Kräfte wie Gottheiten, Geister und Dämonen, aber auch Ahnen, können einen schädigenden Einfluss ausüben. Erkrankungen werden in vielen Kulturen „falscher" oder „unreiner" Lebensweise, Tabu- und Regelbrüchen zugeschrieben. Darüber hinaus können Angst, Neid oder gestörte zwischenmenschliche Beziehungen schwerwiegende Leiden verursachen.

Je nach Ort können mehrere Heilsysteme eingesetzt und verwendet werden. Je nach Schwere oder Ursache der Krankheit wird man sich entweder mit verfügbaren Materialien oder Immateriellem selbst helfen, wendet Hausmittel an, konsultiert spirituelle SpezialistInnen oder volksmedizinische HeilerInnen, sucht VertreterInnen der staatlich anerkannten Medizin oder private Beratung auf, um Gesundheit, Harmonie, Wohlgefühl, Ruhe oder Gleichgewicht usw. dem jeweiligen kulturellen Muster entsprechend wiederherzustellen.

Hausmittel sind eine Maßnahme zur Linderung von Beschwerden und zur Behandlung von einfachen oder chronischen Verletzungen und Erkrankungen. Sie werden je nach Kontext genutzt und sind dementsprechend wirksam bzw. nicht. Zu den Hausmitteln zählen Tees und Gewürze, der Verzehr bestimmter Pflanzen (z. B. Beeren), physikalische Anwendungen wie Kälte oder Wärme, Bäder, Massagen und Einreibungen. Ebenso gehören spirituelle Mittel wie Amulette, Gebete, Opfergaben oder Wallfahrten und zwischenmenschliche Rituale oder schlichte Interaktionen dazu. All diese Maßnahmen können auch der Vorbeugung und dem Schutz vor Krankheiten dienen.

Heilverfahren, Medizinformen und HeilerInnen unterliegen einem ständigen Prozess von Veränderung, gegenseitiger Beeinflussung und Anpassung, was durch Migrationsbewegungen verstärkt wird. Auch Hausmittel können sich im

Lauf der Zeit und je nach Verfügbarkeit ändern, vergessen, neu gefunden oder wiederentdeckt werden.

So stellt dieses Buch eine vorbildliche Momentaufnahme von derzeit angewandten Mitteln der Selbstbehandlung dar.

24 Heilpflanzen aus aller Welt

Aloe vera

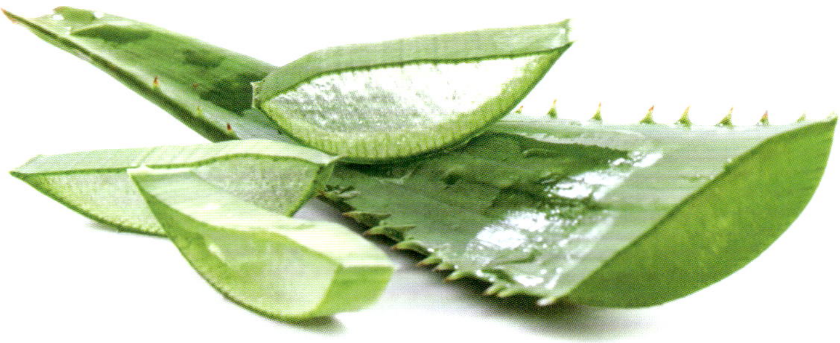

Steckbrief

Aloe vera kennt man heutzutage vor allem als Bestandteil von Hautpflegeprodukten wie z. B. After Sun-Lotionen. Ihr Saft wurde vor einigen Jahren als regelrechtes Allheilmittel propagiert. Bereits der griechische Arzt Dioskurides empfahl im 1. Jahrhundert nach Christus den Einsatz der Pflanze äußerlich zur Behandlung von Wunden, Geschwüren oder Hauterkrankungen.

Lat. Name	*Aloe vera (Aloe barbadensis Miller)*
Familie	Liliengewächse
Herkunft	Die Aloe gedeiht in heißem und trockenem Klima, sie ist in den Wüsten- und Steppengebieten Afrikas beheimatet. Insgesamt gibt es mehrere hundert Aloe-Arten, die leicht zu verwechseln sind.
Verwendete Pflanzenteile	Äußerlich verwendet wird Gel, das aus dem zäh-klebrigen Blattmark gewonnen wird. Präparate zur innerlichen Einnahme enthalten das ganze Blatt mit Außenrinde.
Wirksame Inhaltsstoffe	Das Aloe-Gel aus der inneren Schicht des Blattes enthält zahlreiche medizinisch wirksame Substanzen, darunter Eiweiße, Zucker, Vitamine, Mineralstoffe sowie die entzündungshemmende Salicylsäure (wie im Aspirin). Die Außenrinde enthält (über den Mineralhaushalt) abführend wirkende Anthranoide.
Wirkung	Gel (äußerlich): wundheilungsfördernd, kühlend, Feuchtigkeit spendend Extrakt aus dem ganzen Blatt (innerlich): abführend, die Darmbewegungen anregend
Medizinische Anwendung	In vielen Wüstenkulturen wird zur ersten Wundversorgung ein Blatt der Aloe aufgeschnitten und das Blattmark auf die Wunde – z. B. Sonnenbrand, Verbrennung ersten Grades oder Schnittwunde – aufgetupft. Übermäßige Talgproduktion, Pilzinfektionen, Akne und Schuppenflechte sind weitere Anwendungsbereiche.

	Innerlich wird Aloe bei Darmträgheit angewendet. Vorsicht: Da drastisch wirkend, wird ein Fertigarzneimittel empfohlen!
Spannendes aus der Forschung	Es gibt zahlreiche klinische Studien zum Einsatz von Aloe vera. Sie legen nahe, dass Aloe vera-Gel äußerlich angewendet hilfreich sein kann bei Schuppenflechte (Psoriasis), Akne, Aphthen (im Mund) und die Wundheilung verbessert.
Darreichungsform und Bezug	Besorgen Sie sich eine Aloe vera-Pflanze (Achtung: auf die richtige Art achten!), um darauf zurückgreifen zu können, wenn sie eine befeuchtende, beruhigende Heilpflanze brauchen. Reines Aloe vera-Gel wird von verschiedenen Herstellern angeboten.
Weitere Hinweise	Das Fertigarzneimittel zum Abführen sollte nicht länger als zwei Wochen eingenommen werden (Gewöhnungseffekt). Beachten Sie die Gegenanzeigen.

Aroniabeere

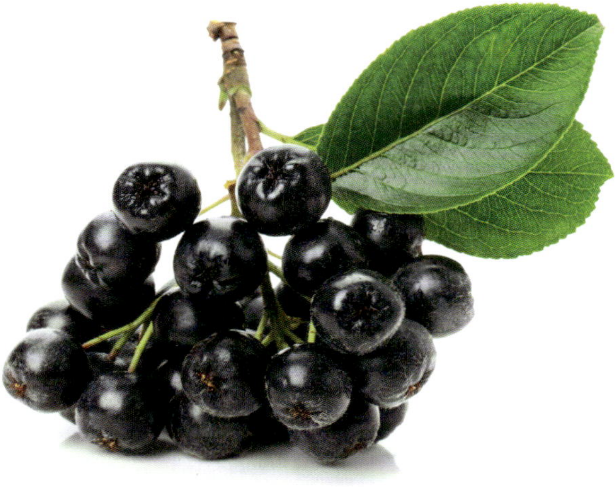

Steckbrief

Die Aroniabeere, auch schwarze Apfelbeere genannt, wird hierzulande nach und nach immer bekannter. Zu Recht, handelt es sich doch um eine Pflanze mit einem extrem hohen Gehalt an antioxidativ wirkenden Substanzen.

Lat. Name	*Aronia melanocarpa Elliott*
Familie	Rosengewächse
Herkunft	Östliches Nordamerika
Verwendete Pflanzenteile	Früchte (Beeren)

Wirksame Inhaltsstoffe	Die Beeren enthalten extrem viele Anthocyane (800 mg pro 100 g Frucht), die sehr gesunden dunkelroten Farbstoffe, die zu der Obergruppe der Flavonoide gehören. Sie sind wichtige Antioxidanzien, d.h. sie wirken zellschützend. Aus traditioneller Sicht sind rote Pflanzen außerdem blutbildend.
Wirkung	Antioxidativ (gefäßschützend, antientzündlich), die Magenschleimhaut schützend, blutfettsenkend
Medizinische Anwendung	Arteriosklerose, koronare Herzkrankheit, erhöhte Fett- und Eiweißwerte im Blut
Spannendes aus der Forschung	Es gibt Hinweise, dass Aroniabeerensaft als unterstützende Therapie bei Bluthochdruck, aber auch bei wiederkehrenden Harnwegsinfekten wirkt.
Darreichungsform und Bezug	Aroniabeere wird angeboten als Saft oder Nahrungsergänzungsmittel. Für einen medizinischen Effekt sollten Präparate mit einem deklarierten Gehalt an Anthocyanen eingenommen werden. Für die Gesundheitspflege und Vorbeugung reicht es aus, getrocknete Aroniabeeren (Bioqualität) zu knabbern oder den Saft zu trinken. Praktisch ist auch das in Bioläden erhältliche Aroniapulver, das man sehr gut unter Honig mischen kann und dann den „Aroniahonig" verwendet.
Weitere Hinweise	Aroniabeeren schmecken herb, mitbestimmend für den Geschmack ist übrigens, ob die Beeren reif geerntet und schonend getrocknet werden. Aber wenn Ihnen Aroniabeeren doch nicht schmecken sollten: Auch Holunderbeeren enthalten die wertvollen Anthocyane!

Beifuß und Wermut

Steckbrief

Der bittere Wermut und seine aromatischen Verwandten, die Beifußarten, werden weltweit in der Heilkunde eingesetzt.

Lat. Name	*Artemisia vulgaris (Beifuß), Artemisia absinthium (Wermut), Artemisia annuum (chinesischer Beifuß)*
Familie	Korbblütler
Herkunft	Wermut: ursprünglich trockene Gebiete Europas, Nordasiens und -afrikas Beifuß: Herkunft unklar; weit verbreitet als Wildkraut in ganz Europa, Asien und Nordamerika. Wächst an Wegrändern, Zäunen, Böschungen, Ufern.
Verwendete Pflanzenteile	Wermut: Kraut Beifuß: Triebspitzen (junge Blätter)
Wirksame Inhaltsstoffe	Wermut: ätherisches Öl mit Thujon, Bitterstoffe, Farbstoffe (Flavone), Ascorbinsäure, Gerbstoffe; entscheidend für eine Droge von Arzneiqualität ist ein Bitterwert von mindestens 15.000 (das ist schon sehr bitter). Beifuß: ähnlich wie Wermut, aber insgesamt schwächer.
Wirkung	Wermut: anregend und stärkend für das zentrale Nervensystem, stärkend auf Magen und Gallenwege, entzündungshemmend, das Wachstum von Bakterien hemmend, verdauungsfördernd, krampflösend und

	den Gallenfluss anregend Beifuß: ähnlich wie Wermut, aber schwächer
Medizinische Anwendung	Wermut: Appetitlosigkeit, Verdauungsbeschwerden, außerdem traditionell Blutbildung Beifuß: bereits im Altertum als Arznei verwendet, in der chinesischen Medizin hat er einen hohen Stellenwert. Aus den pulverisierten Blättern werden Moxa-Kegel hergestellt, die angezündet und auf Akupunkturpunkte am Körper aufgesetzt werden. Auch wird er als Tee getrunken. Hierzulande wurde Beifuß lange als Frauenpflanze, z. B. bei Menstruationsbeschwerden, verwendet, er wirkt blutungsfördernd. Gegenanzeige: Schwangerschaft
Spannendes aus der Forschung	In der Tropenmedizin stellt die Wermutart *Artemisia annuum* eine wichtige Heilpflanze im Kampf gegen die Malaria dar – nicht umsonst wurde 2015 der Medizin-Nobelpreis an die chinesische Forscherin Youyou Tu (84) vergeben, die aus dieser Pflanze das Artemisinin als Wirkstoff isolierte. Artemsinin wird aus Blättern und Blüten des Einjährigen Beifußes (*Artemisia annua*) gewonnen. Die Anti-Malaria-Wirkung der Inhaltstoffe von Beifuß ist in China seit Jahrhunderten bekannt und hat für den afrikanischen Kontinent große Bedeutung. Die Förderung der Pflanze wird als vielversprechende Alternative zu herkömmlichen Malaria-Therapien sowie zur Behandlung von Infektionen bei AIDS-Patienten angesehen. Eine wichtige Alternative zu dem pharmazeutischen Präparat mit dem isolierten Wirkstoff sind Präparate aus dem Gesamtextrakt (Tee, Pulver), zu dem die betroffene Bevölkerung einen leichteren Zugang hat (vgl. Meier zu Biesen 2010).

Darreichungsform und Bezug	Die Beifußarten und Wermut sind bevorzugt als Gewürz, aber auch als Teedroge erhältlich, der einjährige Beifuß *(Artemisa annua)* auch als pharmazeutisches Präparat.
Weitere Hinweise	Beim Wermutkraut kann man schlechte Qualität an einem hohen Stängelanteil erkennen. Absinth enthält heute viel weniger von dem nervenschädigenden Thujon als dies früher der Fall war. Wermuttee enthält kaum Thujon.

Bittermelone

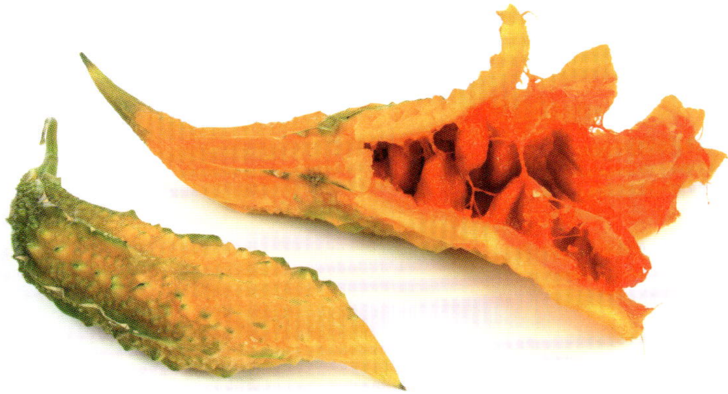

Steckbrief

Bittermelone, auch als Bittergurke, Balsambirne oder Bittere Spring-Gurke bezeichnet und in Indien Karela genannt, ist ein besonders im asiatischen Raum beliebtes Gemüse.

Lat. Name	*Momordica charantia*
Familie	Momordica charantia
Herkunft	Ursprünglich aus Indien, heute weltweit verbreitet in tropischen Klimaregionen

Verwendete Pflanzenteile	Frucht
Wirksame Inhaltsstoffe	Charantin (Phytosterolgemisch)
Wirkung	Senkung des Blutzuckerspiegels bei nicht insulinpflichtigen Patienten
Medizinische Anwendung	Traditionell wird die Bittermelone eingesetzt, um Blutarmut, Fieber, Gicht, Infertilität (Unfruchtbarkeit), Magenbeschwerden oder Würmer zu behandeln. Sie ist auch ein Stärkungs- und Abführmittel. Die Bittermelone wird traditionell bei Diabetikern (Diabetes Typ 2, nicht insulinpflichtig) verstärkt in den Speiseplan integriert.
Spannendes aus der Forschung	Eine klinische Studie aus dem Jahr 2011 aus Thailand (Fuangchan et al.) zeigte einen sanft blutzuckersenkenden Effekt, der jedoch unterhalb von Metformin lag. Eine Studie aus dem Jahr 2012 (Tsai et al.) zeigt, dass die Bittergurke auch einen positiven Einfluss auf das metabolische Syndrom hat.
Darreichungsform und Bezug	Als Gemüse erhält man die Bittergurke in ausgesuchten Asia-Läden.
Weitere Hinweise	Die Einnahme von Nahrungsergänzungsmitteln mit Bittergurke muss in jedem Fall ärztlich überwacht werden.
Rezept in diesem Buch	Paksiw – ein Fischgericht (Bittermelone bei Diabetes, S. 158)

Cranberry

Steckbrief

Die Cranberries sind auch unter dem Namen „Großfrüchtige Moosbeere" bekannt. Der Name stammt von crane (engl.) = Kranich, da die Blüte an einen Kranichschnabel erinnert. Sie stammen aus Nordamerika, wo sie (ähnlich wie bei uns die Preiselbeere) als Soße zu Fleisch- und Fischgerichten gegessen werden.

Lat. Name	*Vaccinium macrocaron Aiton*
Familie	Heidekrautgewächse
Herkunft	Nordamerika
Verwendete Pflanzenteile	Früchte
Wirksame Inhaltsstoffe	Anthocyane, Proanthocyanide u. a.
Wirkung	Antioxidativ aufgrund der Anthocyane; die antibakterielle Wirkung vom Cranberrysaft kann unterstützend gegen verschiedene Infektionen genutzt werden. Das bekannteste Anwendungsgebiet sind Harnwegsinfekte (s. u.), doch auch bei Zahnfleisch- und Magenentzündungen sollen die Inhaltsstoffe der Cranberry helfen.
Medizinische Anwendung	Lange wurden Cranberries zur Vorbeugung und Behandlung von Harnwegsinfekten empfohlen. Vermutet wird, dass die Proanthocyanide die Anheftung der

	krankmachenden Keime (Escherichia coli u. a.) an die Schleimhaut von Blase und Harnwegen verhindern und so entzündungshemmend wirken. Die indianischen Ureinwohner schätzten die Beere aus den Hochmooren Nordamerikas als Heilmittel bei Entzündungen allgemein. Medizinmänner bereiteten Cranberry-Umschläge, um Gift aus Wunden zu ziehen. Später beugten Seeleute mit Cranberries der Vitamin C-Mangelkrankheit Skorbut vor.
Interessante Studienergebnisse	Es gibt zahlreiche Untersuchungen zum protektiven Effekt von Cranberries gegen Harnwegsinfekte. Als vorsichtige Einschätzung kann man hier sagen, dass der regelmäßige Konsum von Cranberrysaft (ungesüßt, Bioladen) eine von mehreren Maßnahmen darstellt, Harnwegsinfekten vorzubeugen und sie begleitend zu behandeln.
Darreichungsform und Bezug	Cranberries werden als Saft oder getrocknet konsumiert. Getrocknete Cranberries sind eine leckere Zwischenmahlzeit und lassen sich sehr gut mit anderen Trockenfrüchten oder Nüssen kombinieren. Den Saft gibt es gesüßt und ungesüßt (Muttersaft). Für die medizinische Anwendung werden der ungesüßte Muttersaft oder Trockenextrakt in Kapseln verwendet.
Weitere Hinweise	Die Anwendung von Saft und Präparaten sollte bei Nieren- und Harnsteinen nur nach ärztlicher Rücksprache erfolgen (Oxalsäure), ebenfalls bei Medikamenteneinnahme wegen möglicher Interaktionen. Diabetiker müssen bei dem Genuss von gesüßtem Saft ggf. ihre Insulindosis anpassen.

Dattel

Steckbrief

Hildegard von Bingen schrieb über die Dattel: „Die Dattelpalme ist warm und hat Feuchtigkeit in sich und ist klebrig wie Kleister, und sie bezeichnet die Glückseligkeit.“ Gleichzeitig warnte sie vor einem übertriebenen Genuss: „Wer Datteln gekocht isst, bringt seinem Körper fast so viel Kraft wie durch Brot. Aber sehr leicht machen sie kurzatmig und beschwert, wenn man zuviel davon isst.“

Lat. Name	*Phoenix dactylifera*
Familie	Palmengewächse
Herkunft	Es gibt viele verschiedene Sorten von Dattelpalmen. Sie stammen vermutlich aus Mesopotamien und werden im Osten Nordafrikas angepflanzt.
Verwendete Pflanzenteile	Früchte
Wirksame Inhaltsstoffe	Vitamine der B-Gruppe, Vitamin C und D, Kalzium, Magnesium, Kupfer, Eisen, Phosphor, (Frucht-) Zucker, Eiweiß; die getrockneten Datteln enthalten 65 % Kohlenhydrate, besonders viel Kalium (650 mg auf 100 g Datteln) und Eisen. Außerdem enthalten Datteln Tryptophan, eine Aminosäure, die im Körper zu Serotonin („Glückshormon“) und Melatonin (wichtig für den Schlaf) umgewandelt wird. Das heißt: Datteln wirken auch stimmungsaufhellend und schlaffördernd.

Wirkung	Nährreich, entsäuernd, durch den hohen Kaliumgehalt leicht blutdrucksenkend, durch das Eisen blutbildend, durch die Ballaststoffe verdauungsfördernd; 100 g getrocknete Datteln haben ca. 2750 kcal.
Medizinische Anwendung	Stärkungs- und Süßungsmittel
Spannendes aus der Forschung	Man weiß aus Untersuchungen, dass Datteln zwar reich an Fruchtzucker sind, jedoch einen niedrigen glykämischen Index haben, d. h., sie sind besser verwertbar. Eine Studie aus dem Jahr 2015 (Eid et al.) zeigt, dass der Konsum von 7 Datteln täglich die Stuhlfrequenz erhöht und die Ammoniakkonzentration im Stuhl reduziert.
Darreichungsform und Bezug	Kaufen Sie, wenn möglich, Datteln aus biologischem Anbau. Sie sind zwar etwas teurer, aber dafür frei von Pestiziden und Kunstdünger. Achten Sie zudem darauf, dass kein Glukosesirup für eine „Glasur" verwendet wurde. Besonders schmackhaft sind Medjoul-Datteln.
Weitere Hinweise und Rezeptideen	Datteln sind eine sehr gesunde Süßigkeit und eine gute Alternative zu Zucker. Mit ihnen kann man eine Tasse Tee oder auch den morgendlichen Frühstücksbrei süßen. Aus Rosinen, getrockneten Aprikosen, Datteln und gemahlenen Nüssen lässt sich ein schmackhafter Brotaufstrich herstellen. Dafür Rosinen und Trockenfrüchte 30 Minuten in Wasser einweichen. Haselnüsse und Zimt dazugeben, alles pürieren. Eine Woche im Kühlschrank haltbar.
Rezept in diesem Buch	Energietee mit Datteln, Rosinen und Kokoschips (S. 103)

Eukalyptus

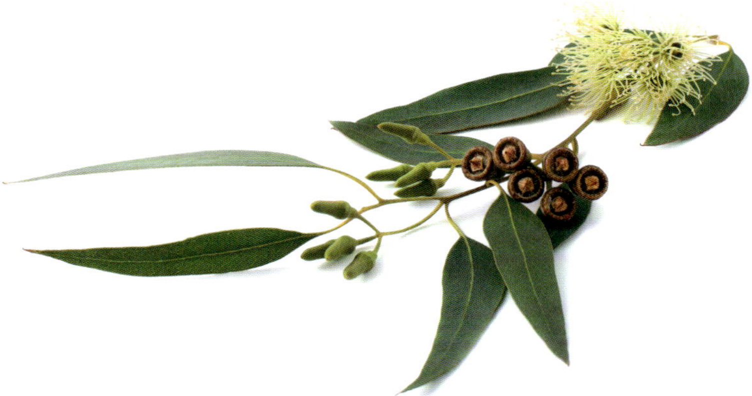

Steckbrief

Eukalyptus wird in seiner Heimat im Volksmund auch „Fieberbaum“ genannt. Dies rührt nicht nur daher, dass er gegen Fieber eingesetzt wird, sondern, weil man den Baum immer dort anpflanzte, wo Sumpfgebiete zu einer erhöhten Infektion von Malaria, dem „Sumpffieber“, führten. Eukalyptus braucht sehr viel Wasser. Zudem wächst Eukalyptus sehr schnell, er kann bis zu 50 m hoch werden. Wurde er in sumpfigen Gebieten angepflanzt, konnten so die Sumpfgebiete trockengelegt werden.

Lat. Name	*Eucalyptus globulus*
Familie	„Blaugummibäume“ aus der Familie der Myrtengewächse; auch wenn hierzulande vor allem das

	ätherische Öl von *Eucalyptus globulus* bekannt ist, gibt es insgesamt 500 Eukalyptus-Arten
Herkunft	Australien und Indonesien
Verwendete Pflanzenteile	Blätter
Wirksame Inhaltsstoffe	Ätherisches Öl (mit Hauptstoff Cineol = Eukalyptol 70 %), Gerbstoffe, Flavonoide
Wirkung	Auswurffördernd, schwach krampflösend, sekretbewegend, antibatkeriell (Streptokokken), schleimlösend, fiebersenkend, durchblutungsfördernd, erfrischend, kühlend
Medizinische Anwendung	Erkältungskrankheiten der Luftwege, rheumatische Beschwerden, Asthma; Eukalyptusöl ist das bekannteste Erkältungsöl. **Bitte beachten Sie:** Keine Anwendung bei Kindern unter sechs Jahren. Es kann bei äußerlicher Anwendung im Nasenbereich zu Atemnot bis hin zum Ersticken kommen. Sie können jedoch als Alternative *Eucalyptus radiata*-Öl verwenden.
Spannendes aus der Forschung	Eine Studie aus dem Jahr 2013 konnte belegen, dass ein „Geruchstraining“ mit Parkinsonpatienten das Geruchsvermögen verbessert. Verwendet wurden die ätherischen Öle von Rose, Eukalyptus, Zitrone und Nelken – eine nette Anregung nicht nur für Parkinsonpatienten, sondern auch für Kinder, wobei durchaus überlegenswert wäre, das Nelkenöl durch einen

	angenehmeren Duft, beispielsweise Lavendelöl, zu ersetzen (Haehner et al. 2013).
Darreichungsformen und Bezug	Eukalyptusöl erhalten Sie in guten Naturkostläden oder in Apotheken. Achten Sie auf Qualität und naturreines Öl.
Weitere Hinweise und Rezeptideen	Anwendungstipp (nur für Kinder über 6 Jahren oder Erwachsene!): 1–2 Tropfen Eukalyptusöl auf die Handinnenflächen tropfen und auf dem Kopfkissen verstreichen.
Rezept in diesem Buch	Eukalyptusinhalation (S. 140)

Gelbwurz (Kurkuma)

Steckbrief

Eine ganz besondere Heilpflanze ist die Gelbwurz. Mittlerweile ist wissenschaftlich belegt, dass die Gelbwurz die Beweglichkeit von Körper und Geist fördert – und vielleicht deshalb ein so beliebtes Gewürz der indischen Yogis ist.

Lat. Name	*Curcuma longa, Curcuma xanthorrhiza*
Familie	Ingwergewächse; verwandt mit Ingwer und Galgant. Nicht verwechselt werden darf die Gelbwurz mit der kanadischen Gelbwurz *(Hydrastis canadensis)*, die zu einer anderen Pflanzenfamilie zählt.
Herkunft	Südostasien; verwendet werden zwei Arten: *Curcuma longa* und *Curcuma xanthorrhiza*. Wildwachsend kommen sie vor allem auf Java vor, kultiviert wird die Gelbwurz auch im tropischen Asien und Afrika. Die *Curcuma longa* wird eher als Gewürz, die *Curcuma xanthorrhiza* eher als Arzneimittel verwendet. In Indonesien wird Gelbwurz auch als Tee getrunken.
Verwendete Pflanzenteile	Wurzelstock
Wirksame Inhaltsstoffe	Ätherisches Öl mit Tumeron und Zingiberen (Ingwer), außerdem der intensive gelbe Farbstoff Curcumin; insgesamt sind in der Kurkumawurzel über 90 aktive Inhaltsstoffe enthalten.
Wirkung	Den Gallenfluss und die Galleproduktion anregend, entzündungshemmend, antibakteriell auf gramnegative

	Keime, außerdem antioxidativ, antiviral, tumorhemmend (experimentelle Studien) und die Leber schützend
Medizinische Anwendung	Verdauungsbeschwerden, traditionell bei entzündlichen Erkrankungen der Gallenblase und der Gallenwege. **Achtung:** Keine Anwendung bei Verschluss der Gallenwege! Äußerlich wird Kurkumapaste traditionell bei Hautbeschwerden als entzündungshemmende, antibakterielle Auflage aufgelegt.
Spannendes aus der Forschung	Über die Gelbwurz finden sich über 2500 Einträge in der amerikanischen Literatur-Datenbank PubMed, darunter 92 klinische Studien, die sich mit den unterschiedlichsten Fragestellungen und Krankheiten befassen – Leberschutz, chronische Müdigkeit, Magenschleimhautbeschwerden, Knie-Arthritis, Alzheimer u.v.m. Die Ergebnisse vermitteln den Eindruck, dass mit der Gelbwurz ein Gewürz zur Verfügung steht, das einen positiven Effekt auf zahlreiche Organsysteme hat und deshalb regelmäßig beim Kochen verwendet werden sollte!
Darreichungsformen und Bezug	Sie erhalten Gelbwurz als Gewürz in gut sortierten Lebensmittelläden. Zudem sind in Apotheken Gelbwurz- oder Kurkumakapseln erhältlich. Mit diesen Kapseln können Sie Kurkuma kurmäßig anwenden.
Weitere Hinweise	Es scheint sinnvoll, Kurkuma zu erhitzen. Effektiv ist die gemeinsame Verwendung mit Langpfeffer, die auch in manchen Kapseln oder Gewürzmischungen erhältlich ist.

	Menschen, die Blutverdünner einnehmen, unter einer Verengung der Gallenwege, Herzkrankheiten, Blutgerinnungsstörungen, Gallensteinen oder Lebererkrankungen leiden, sollten zurückhaltend mit der Einnahme sein. Eine Workshopteilnehmerin berichtete, man bereite in Bangladesh aus frischer Gelbwurz und Milch eine Paste zu, die man auf dem ganzen Körper auftrage, sich in die Sonne setze und dann abdusche – ein Ritual vor einer Hochzeit oder einer Beschneidung, genannt die „gelbe Party".
Rezepte in diesem Buch	Gelbwurz ins Nudelwasser (S. 100) Gewürzmischung für jeden Tag (S. 101)

Granatapfel

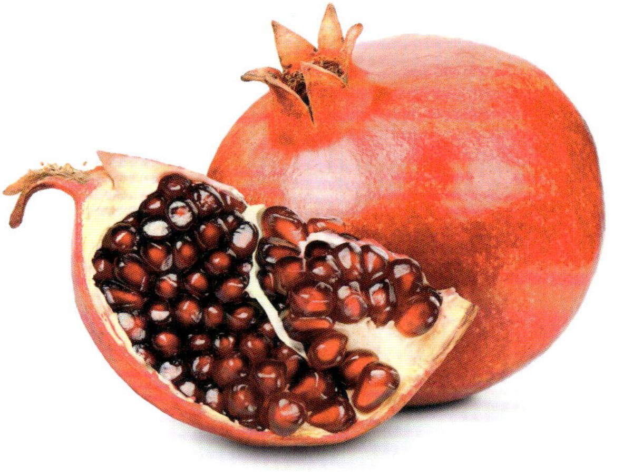

Steckbrief

Seinen Namen hat der Granatapfel den vielen roten Kernen zu verdanken (granatus (Lat.) = körnig, kernreich). Wegen seiner roten Farbe ist der Halbedelstein Granat nach ihm benannt. Im Alten Testament wird der Granatapfel mehrfach genannt, vor allem im Hohelied Salomos, auch im Koran wird er beschrieben. Der tiefrote Saft wird im Orient zum Färben von Teppichen verwendet

Lat. Name	*Punica granatum*
Familie	Weiderichgewächse
Herkunft	West- bis Mittelasien

Verwendete Pflanzenteile	Samen, Fruchtfleisch und Saft
Wirksame Inhaltsstoffe	Farbstoffe, Vitamin B1, Vitamin B2, Kalzium, Phosphor und Magnesium, Polyphenole (Antioxidanzien)
Wirkung	Antioxidativ, erfrischend, gefäßpflegend
Medizinische Anwendung	Hinweise auf den Einsatz bei Krebs, Arthritis und Herz-Kreislauferkrankungen
Spannendes aus der Forschung	Eine Studie aus dem Jahr 2014 untersuchte, welchen Effekte Mundspülungen mit verdünntem Granatapfel- und Kamillenextrakt hatten. Die Studie ergab, dass die antimikrobielle und entzündungshemmende Wirkung der pflanzlichen Mischung in etwa der Anwendung von Chlorhexidin, einem chemisch-synthetischen Mittel zur Munddesinfektion entsprach (Batista et al. 2014).
Darreichungsformen und Bezug	Granatapfel erhält man in gut sortierten Lebensmittelläden. Granatapfelextrakt gibt es in Deutschland als Nahrungsergänzungsmittel. Hier schwankt die Qualität erheblich.
Weitere Hinweise und Rezeptideen	Granatäpfel werden quer aufgeschnitten, dann werden Kerne und Fruchtfleisch wie bei einer Grapefruit ausgelöffelt. Um die Frucht auszupressen, rollen Sie sie auf dem Tisch, bis sie knackt. Dann können Sie den Granatapfel quer aufschneiden und wie eine Zitrone auspressen. **Achtung:** Färbt stark!
Rezept in diesem Buch	Anti-Aging mit Granatapfel (S. 169)

Hibiskus

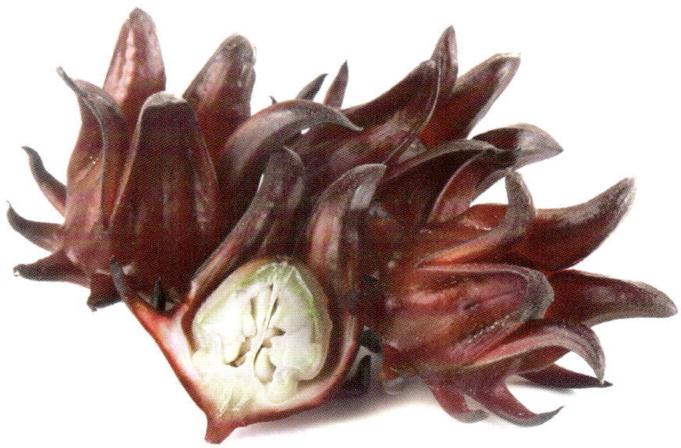

Steckbrief

Hibiskus wird auch als Roselle, Sudan-Eibisch, Afrikanische Malve oder Karkade (Carcadeh) bezeichnet. Er ist verwandt mit Eibisch und unseren einheimischen Malven und Stockrosen. Es gibt 200–300 Hibiskusarten.

Lat. Name	*Hibiscus sabdariffa L.*
Familie	Malvengewächse
Herkunft	Die ursprüngliche Heimat des Hibiskus ist nicht ganz geklärt, möglicherweise ist es Angola. Heute wird Hibiskus weltweit in tropischen Regionen angepflanzt.

Verwendete Pflanzenteile	Blüten, geerntet während der Fruchtzeit
Wirksame Inhaltsstoffe	Pflanzensäuren (u. a. Hibiscussäure, Zitronensäure, Mindestgehalt der Säuren 13,5%) und Vitamin C sind für den typischen säuerlichen Geschmack verantwortlich; außerdem Farbstoffe, die den Teeaufguss weinrot färben, Schleime, Pektine
Wirkung	Antioxidativ, erfrischend, in großer Menge mild abführend
Medizinische Anwendung	In der afrikanischen Volksmedizin werden den Hibiskusblüten krampflösende, antibakterielle und harntreibende Eigenschaften zugeschrieben. In Westeuropa wird Hibiskus in Arzneitees vor allem zum Färben des Tees eingesetzt.
Spannendes aus der Forschung	Mehrere klinische Studien befassen sich mit dem Effekt von Hibiskus auf Bluthochdruck. In einer Studie aus Boston (McKay et al. 2010) sank der systolische Wert (d. h. der höhere Wert) unter der Einnahme von Hibiskustee signifikant ab.
Darreichungsform und Bezug	Hibiskustee sollten Sie in guten Teeläden oder in der Apotheke kaufen, möglichst aus kontrolliertem biologischem Anbau. Magenempfindlichen können die Fruchtsäuren zu schaffen machen. Daher sollten Sie den Teegenuss nicht übertreiben oder den Hibiskustee mischen, z. B. mit Rooibos.

Weitere Hinweise und Rezeptideen	Hibiskusblüten passen sehr gut in Teemischungen. Für eine schmackhafte Beerenteemischung mischen Sie Holunderbeeren, Aroniabeeren, Hibiskusblüten, Hagebuttenfrüchte und einige getrocknete Rosinen. Für einen Kinderpunsch können Sie Rooibostee und Hibiskustee mischen, geben dann roten Johannisbeersaft, Orangensaft, Honig und Zimt dazu. Hibiskusblüten gibt es auch in Sirup eingelegt. Sehr gut schmecken sie in Sekt, als erstes ins Glas gefüllt, und sehen auch noch dekorativ aus. Schließlich lässt sich mit getrockneten Hibiskusblüten rosa Salz herstellen: Die Blüten in der Kaffeemühle mahlen, mit Meersalz mischen und noch einmal mahlen.
Rezepte in diesem Buch	Hibiskuszucker (S. 102) Hibiskustee im Sommer (S. 104) Hibiskustee bei Fieber (S. 119)

Ingwer

Steckbrief

Der Ingwerwurzelstock ist in den letzten Jahren auch hierzulande außerordentlich populär geworden und mittlerweile fester Bestandteil in der Küche. Gut so, denn die scharfe Knolle hat zahlreiche positive Effekte auf den Körper.

Lat. Name	*Zingiber officinalis*
Familie	Ingwergewächse
Herkunft	Südasien
Verwendete Pflanzenteile	Frischer oder getrockneter Wurzelstock
Wirksame Inhaltsstoffe	Ätherisches Öl, Scharfstoffe
Wirkung	Gegen Erbrechen (antiemetisch), Förderung von Speichel- und Magensaftsekretion, galletreibend, entzündungshemmend; Ingwer mildert die Brechneigung vor allem dann, wenn der Brechreiz durch Bewegung ausgelöst wird. Damit ist Ingwer ein hervorragendes Mittel bei Reiseübelkeit.
Medizinische Anwendung	Verdauungsbeschwerden, Verhütung der Symptome einer Reisekrankheit, Appetitlosigkeit; nach ayurvedischem Verständnis durchwärmt Ingwer, er regt das Verdauungsfeuer Agni an und „öffnet die Kanäle“ im Körper. Gerade im Winter eignet sich Ingwer, um – so

	Dr. Michael Elies – die „Löcher im Abwehrpanzer zu stopfen“ und den Körper zu durchwärmen.
Spannendes aus der Forschung	Fast 100 klinische Studien beschäftigen sich mit dem Ingwer, mehrere darunter mit einem guten Effekt gegen Erbrechen unter Chemotherapie. Es lohnt sich also, bei Erbrechen durch Chemotherapie an Ingwer zu denken, ob als Kapseln, als Konfekt oder als Tee. Zu bedenken ist jedoch, dass der Einsatz abhängig vom Arzneimittel und in Absprache mit dem behandelnden Arzt erfolgen sollte, da Ingwer die Übelkeit bei manchen Chemotherapeutika auch verstärken kann. Dies konnte auch in einem Projekt der Autorin Annette Kerckhoff mit der Palliativstation der Charité, Virchow-Klinikum, bestätigt werden. Hier erhielten Patienten, die unter Erbrechen litten, Ingwertee mit Honig. Die Wirkung war gut, wobei Ingwertee vor allem von denjenigen Patienten gerne getrunken wurde, die auch ein Kältegefühl empfanden.
Darreichungsform und Bezug	Ingwer erhalten Sie in Lebensmittel- und Bioläden. Ingwerkapseln und Ingwertropfen gibt es in der Apotheke. Für zwischendurch können Sie gefriergetrockneten Ingwer knabbern.
Weitere Hinweise und Rezeptideen	Eine leckere Ingwerlimonade erhalten Sie, indem Sie kleingeschnittene Ingwerwurzel mit Zucker und Wasser aufkochen, dann 2 Stunden ziehen lassen. Abseihen, Zitronensaft zugeben. Ein Ingwersmoothie lässt sich aus 1 Banane, dem Saft einer Zitrone, kleingeschnittenem Ingwer und Wasser herstellen.

Rezepte in diesem Buch	Dattel-Feigen-Ingwertee gegen Erkältungen (S. 123) Ingwer bei Kälte (S. 125) Ingwer mit Limette bei Blähungen und Winden (S. 151)

Knoblauch

Steckbrief

Knoblauch ist das volksheilkundliche Mittel Nummer 1. Schon im Jahr 1350 schrieb Konrad von Megenberg in seinem *Buch der Natur*: „Knoblauch ist der Theriak der Bauern" – ein Arzneimittel also, das als regelrechtes Universaltonikum zahlreiche Beschwerden lindert.

Lat. Name	*Allium sativum L.*
Familie	Liliengewächse, verwandt mit Zwiebeln, Schalotten, Lauch, Schnittlauch, Bärlauch
Herkunft	Zentralasien
Verwendete Pflanzenteile	Knolle
Wirksame Inhaltsstoffe	Alliin (in der unversehrten Zehe), Allicin (bei Kontakt mit der Luft), ätherisches „Lauchöl", Vitamin C und E, Eisen, Selen, Kalzium und Phosphor
Wirkung	Antibakteriell, antimykotisch, bluttfettsenkend, gerinnungshemmend, mild blutdrucksenkend, Arteriosklerose vorbeugend, antioxidativ, antikanzerogen
Medizinische Anwendung	Unterstützende Behandlung bei Erhöhung der Blutfettwerte und Vorbeugung altersbedingter Gefäßveränderungen; traditionell wird Knoblauch unterstützend bei Bluthochdruck eingesetzt, vor allem aber zur Vorbeugung von Erkältungskrankheiten und grippalen Infekten. Vorsicht ist allerdings bei Neigung zu Asthma bronchiale-Anfällen geboten.

Spannendes aus der Forschung	Über 200 klinische Studien gibt es zum Knoblauch. Er ist damit neben dem Ingwer eines der beliebtesten Studienobjekte unter den Gewürzen. Eine Studie aus Teheran von 2011 untersucht den Zusammenhang zwischen Ernährungsgewohnheiten und Prostata-Krebs. Die Autoren kommen zu dem Schluss, dass Tomaten und Knoblauch dazu beitragen können, das Prostatakrebs-Risiko zu senken (Salem 2011). Kurios ist: In Mexiko gehört der Knoblauch zu den häufigsten Hausmitteln gegen Skorpionbiss.
Darreichungsform und Bezug	Knoblauch gibt es in jedem Lebensmittel- und Gemüsegeschäft. Achten Sie auf die Qualität, die Knolle sollte nicht zu trocken sein und auch noch nicht treiben. Eher zurückhaltend sind Knoblauchkapseln zu beurteilen, die ebenfalls im Handel angeboten werden.
Weitere Hinweise	Das in der ganzen, unversehrten Zehe liegende, geruchlose Alliin wandelt sich bei Kontakt mit der Luft in die für den typischen Knoblauchgeruch verantwortliche Substanz Allicin um. Beim Knoblauch muss man sich entscheiden: Bei einer arzneilich wirksamen Dosis kommt man um den typischen „Knofel-Geruch“ nicht herum. Entweder man führt eine Knoblauch-Kur durch – und hält sich in dieser Zeit von der Allgemeinheit möglichst fern, oder man verwendet Knoblauch als Ingredienz der täglichen Küche in einem verträglichen Maße.
Rezepte in diesem Buch	Knoblauch-Salzbrot bei Erkältung (S. 127) Knoblauch-Zitronenhonig (S. 127/128) Knoblauch gegen Angina (S. 135) Knoblauch-Elixier für die Blutgefäße (S. 159)

Mate

Steckbrief

Matetee ist das südamerikanische Nationalgetränk und wird dort in allen Lebenslagen konsumiert, vornehmlich aus einem speziellen Trinkgefäß. Die meisten Argentinier trinken regelmäßig Matetee.

Lat. Name	*Ilex paraguariensis*
Familie	Stechpalmengewächse
Herkunft	Südamerika
Verwendete Pflanzenteile	Blätter
Wirksame Inhaltsstoffe	Koffein, Theobromin (wie im Kakao), Gerbstoffe, ätherische Öle, Vanillin, pflanzliche Säuren, Flavonoide
Wirkung	Allgemein anregend, harntreibend, das Herz anregend, angstlösend, allgemein gesundheitsfördernd; Mate-Tee wärmt, stärkt und kräftigt.
Medizinische Anwendung	Geistige und körperliche Ermüdung; traditionell wird Matetee gegen die verschiedensten Gebrechen getrunken. Bereits 1628 schrieb der Historiker Vasquez de Espinosa: „Mit dieser Arznei leben die Indianer lange und auf gesunde Weise.“
Spannendes aus der Forschung	Es gibt gute Studienergebnisse zur Einnahme von Matetee als Getränk bei Fastenkuren und Diäten.

	Eine Studie zeigte, dass Mate-Extrakt (als Kapseln) bei berufstätigen Frauen, die unter Erschöpfung litten, zu einer höheren körperlichen und geistigen Leistungsfähigkeit führte. Außerdem gibt es Hinweise, dass die Einnahme von 1 Liter Matetee am Tag zu einem verbesserten oxidativen Status bei Fettstoffwechselstörungen führt (Bravo 2014).
Darreichungsform und Bezug	Matetee ist in guten Teeläden erhältlich. Die klassische Methode der Zubereitung ist aufwändig. Alternativ kann man den Matetee in Teebeuteln aufgießen.
Weitere Hinweise und Rezeptideen	Zur Zubereitung: Zunächst wird in einem Trinkgefäß ein Konzentrat hergestellt, dann werden die Mateblätter mit heißem, aber nicht kochendem Wasser (70–80 °C) aufgegossen. Immer wieder wird neu aufgegossen. Getrunken wird durch einen Trinkhalm aus Metall, die Bombilla. Je kürzer man den Tee ziehen lässt, desto stärker ist die anregende Wirkung, denn zuerst wird das Koffein freigesetzt. Mit der Ziehzeit werden dann die Gerbstoffe ausgezogen, so dass der Tee bitterer wird. Es gibt auch traditionelle Zubereitungen, bei denen der Tee mehrere Minuten auf dem Herd gekocht wird und anschließend noch zieht. Er schmeckt dann allerdings etwas strenger und wird traditionell bei dieser Zubereitungsart gesüßt getrunken. Man kann Matetee mit Milch trinken (er ist dann jedoch nicht ganz so gesund), aber auch mit Zimt, Nelken, Vanille oder Orangensaft und Honig verfeinern.

Meerrettich

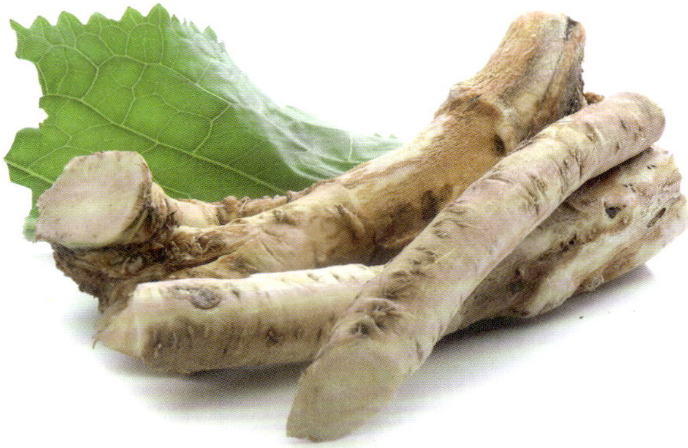

Steckbrief

Meerrettich ist in vielen Ländern und Kulturen ein wichtiger Verbündeter des Menschen im Kampf gegen Krankheitserreger. Die enthaltenen Senfölglykoside machen ihn zu einem potenten pflanzlichen Antibiotikum, außerdem enthält Meerrettich viele Vitamine, Mineralien und Spurenelemente. Die Senföle fördern die Fettverdauung.

Lat. Name	*Armoracia rusticana*
Familie	Kreuzblütler; verwandt ist der Meerrettich nicht nur mit Senf, sondern auch mit dem japanischen Wasabi, der noch deutlich schärfer schmeckt.

Herkunft	Vermutlich Osteuropa
Verwendete Pflanzenteile	Wurzel, meist frisch verwendet; bewahren Sie die frische Wurzel in Papier eingeschlagen im Kühlschrank auf.
Wirksame Inhaltsstoffe	Frische Wurzel: Senfölglykoside mit Sinigrin (auch in Knoblauch und schwarzem Senf enthalten), Vitamin C und Kalium; durch den Kontakt mit der Luft entstehen Senföle.
Wirkung	Antimikrobiell, durchblutungsfördernd
Medizinische Anwendung	Mittlerweile gibt es Arzneimittel mit Meerrettichwurzel und Kapuzinerkressenkraut, die unterstützend bei Katarrhen der Luftwege und Infektionen der ableitenden Harnwege eingesetzt werden (z. B. Angocin Anti Infekt N®). Ein probates Hausmittel ist Meerrettich in der Volksmedizin. Hier wird er innerlich eingenommen (z. B. mit etwas Honig als schnelles Mittel gegen Husten) oder in Form von Auflagen verwendet. Von letzterem sollte aber abgesehen werden – Meerrettich ist außerordentlich hautreizend.
Spannendes aus der Forschung	Dass die antibakterielle Wirkung von Meerrettich vielfach erforscht wird, wundert nicht. Interessanterweise gibt es jedoch mehr und mehr Studien auch zum Einsatz bei Krebserkrankungen, z. B. zwei Laborarbeiten die den Effekt vom japanischen Wasabi auf Brustkrebszellen (Fuke et al. 2014) und auf Bauchspeicheldrüsenkrebszellen (Chen et al. 2014) untersuchen. Beide Arbeiten kommen zu dem Schluss, dass Bestandteile von Wasabi das Wachstum der Krebszellen hemmen können.

Darreichungsform und Bezug	Bevorzugen Sie bei fertigen Produkten ungeschwefelten Meerrettich. Frischen Meerrettich erhalten Sie in gut sortierten Lebensmittelläden.
Weitere Hinweise und Rezeptideen	Frisch geriebener Meerrettich sollte erst kurz vor dem Zubereiten geschält und nach dem Raspeln mit etwas Zitronensaft beträufelt werden. Nutzen Sie die Kraft der Rettiche und Radieschen, um auch zur Gesundheitsvorsorge den Darm zu „putzen" und Keimen den Garaus zu bereiten. Geben Sie Meerrettich und Senf der Salatsoße bei, reichen Sie auch einmal einen Meerrettich-Dipp, oder mischen Sie Meerrettich mit Frischkäse.
Rezepte in diesem Buch	Rettichrohkost für die Verdauung (S. 84) Rettich und Honig (S. 132) Meerrettichtee (S. 133)

Olive und Olivenblatt

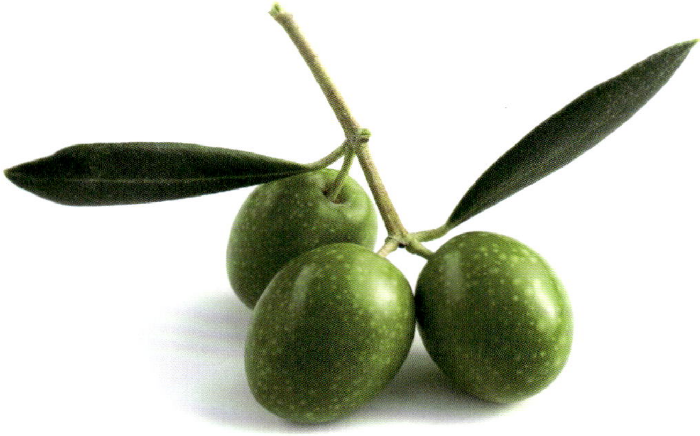

Steckbrief

Der Olivenbaum ist wohl die langlebigste Kulturpflanze – er kann über 1000 Jahre alt werden, da immer neue Triebe aus dem alten Baum sprießen können. Und auch für uns stellen die Olive und ihre Produkte eine Hilfe für Langlebigkeit und Gesundheit dar.

Lat. Name	*Olea europaea*
Familie	Ölbaumgewächse
Herkunft	Mittelmeerraum

Verwendete Pflanzenteile	Frucht; aber auch das Blatt wird arzneilich verwendet.
Wirksame Inhaltsstoffe	Olivenöl, v. a. einfach ungesättigte Fettsäuren
Wirkung	Olivenöl wirkt günstig auf Blutgefäße und das Herz-Kreislaufsystem.
Medizinische Anwendung	Schutz vor Herz-Kreislauferkrankungen; die Blätter sind reich an Antioxidanzien und Schutzstoffen. Sie werden zur Blutdrucksenkung, für Herz und Kreislauf und gegen Müdigkeit eingesetzt. In der Volksmedizin ist die äußerliche Anwendung üblich, z. B. bei trockener schuppiger Haut.
Spannendes aus der Forschung	2011 erschien eine französische Studie – die „Three-City Study" mit über 7000 Probanden, die nachwies, dass bei hohem Olivenöl-Konsum (Kochen und Salat) unter älteren Menschen ein deutlich niedrigeres Risiko besteht, einen Schlaganfall zu bekommen (Samieri et al. 2011). Mittlerweile wird auch der Effekt von Olivenblätterextrakt beforscht, vor allem zur Verbesserung der Gefäßeigenschaften und bei Bluthochdruck. Interessantes aus Dubai: Eine Studie von Al-Waili aus dem Jahr 2004 zeigte, dass Olivenöl mit Honig und Bienenwachs vermischt erfolgreich gegen Hautflechten eingesetzt werden konnte.
Darreichungsform und Bezug	Die Olivenernte ist aufwändig. Gerade von alten Bäumen müssen die Früchte per Hand gepflückt werden.

	Sie dürfen nicht hart auf den Boden fallen, da sie sonst schnell Druckstellen entwickeln. Eine schnelle Weiterverarbeitung ist für die Qualität des Öls von großer Bedeutung, da die Oliven sonst anfangen zu faulen bzw. chemisch behandelt werden müssen. Dies bleibt nicht ohne Auswirkungen auf den Preis. Die oberste Qualitätsklasse ist das Olivenöl „nativ extra“. Präparate aus Olivenblatt gibt es in der Apotheke.
Weitere Hinweise	Olivenöl sollte nicht über dem „Rauchpunkt“ erhitzt werden. Man empfiehlt, das Öl auf maximal halber Leistung der Herdplatte zu erhitzen. Die Olive ist auch eine Bachblüte von dem englischen Homöopathen Edward Bach. Sie ist geeignet für Menschen, die erschöpft und ausgelaugt, kraftlos und müde sind.
Rezepte in diesem Buch	Olivenöl mit Zitrone bei Halsschmerzen (S. 135) Kümmelpulver in Olivenöl bei Verdauungsproblemen (S. 149) Olivenölpackung und Teebaumshampoo gegen Kopfläuse (S. 165/166)

Papaya

Steckbrief

Papayas gehören neben Mango, Guave, Maracuja und Drachenfrucht zu den exotischen Früchten, die den europäischen Markt erobern.

Lat. Name	*Carica papaya*
Familie	Melonenbaumgewächse
Herkunft	Mittelamerika
Verwendete Pflanzenteile	Früchte, traditionell auch Samenkörner, Blüten, Blätter, Wurzeln
Wirksame Inhaltsstoffe	Früchte: Enzyme: Rohpapain, Chymopapain A und B, Papayapeptidase A
Wirkung	Verdauungsfördernd, ödemabbauend; Papain beschleunigt als Enzym Stoffwechselvorgänge (Spaltung von Eiweißverbindungen). Im Labor kann Papain das 35–250-fache seines Gewichtes an Hühnereiweiß spalten (Schilcher, 2010: 239). Papain entspricht damit dem Enzym der Bauchspeicheldrüse. Ähnliche Eigenschaften in der Wirkung haben Ananasenzyme.
Medizinische Anwendung	Unumstritten ist der Einsatz bei einer Schwäche der Bauchspeicheldrüse und daraus resultierenden Verdauungsbeschwerden. Papayapräparate werden außerdem zum Abbau von Schwellungen nach Verletzungen und Operationen eingesetzt. Die Anwendung

	wird kontrovers diskutiert. Außerdem wird Papaya äußerlich zur Verbesserung des Hautbildes bei Hautunreinheiten eingesetzt. Traditionell werden Mittel aus allen Teilen der Papayapflanze, z. B. gegen Parasiten, Bronchitis oder Gelbsucht eingesetzt.
Spannendes aus der Forschung	Interessant sind Forschungsergebnisse, die zeigen, dass die Farbstoffe aus der Papaya noch besser aufgenommen werden können als aus Karotten und Tomaten – ein Grund, sie immer wieder in den Speiseplan zu integrieren. Zahlreiche Studien befassen sich damit, ob Papayazubereitungen den „oxidativen Stress“ reduzieren, d. h., ob sie die Zellen vor schädlichen Einflüssen schützen können. Alt, aber spannend: Eine afrikanische Studie von 1999 setzte Papaya bei Patienten mit Verbrennungen in einem Kinderkrankenhaus in Gambia ein, wo das zerdrückte Papayamark täglich aufgetragen wurde (Starley et al. 1999). Der Vorteil der Anwendung: Die Papaya ist billig und leicht erhältlich, die Anwendung wird von den Kindern gut toleriert. Sie scheint verbranntes Gewebe gut abzuheben, vor Wundinfektion zu schützen und die Wundheilung zu fördern.
Darreichungsform und Bezug	Die Wirkung von Arzneimitteln (Papain in aufbereiteter, magensaftresistenter Form) und die der frischen Frucht unterscheiden sich. Bei der frischen Frucht oder der Einnahme von Nahrungsergänzungsmitteln ist die Dosis geringer, die Wirkung weniger gezielt. Es handelt sich eher um eine gesundheitsfördernde Maßnahme für den Alltag. Das vielleicht bekannteste Präparat, das u. a. Papain enthält, ist Wobenzym.

Petersilie

Steckbrief

Die Petersilie ist ein unscheinbares, uns allen gut bekanntes Kraut. Und doch ist sie im Spektrum der hier aufgelisteten Heilmittel eine Pflanze, die nicht hoch genug eingeschätzt werden kann und schon von Hildegard von Bingen gewürdigt wurde.

Lat. Name	*Petroselinum crispum Miller*
Familie	Doldengewächse, verwandt mit Dill, Anis, Fenchel, Kümmel
Herkunft	Vermutlich östliches Mittelmeergebiet bis Westasien; unterschieden wird zwischen der krausen und der glatten Petersilie.
Verwendete Pflanzenteile	Blätter, Wurzel
Wirksame Inhaltsstoffe	Im Kraut (Blätter und Stängel): ätherisches Öl, Farbstoffe u. a. In der Wurzel: ebenfalls ätherisches Öl, außerdem Furanocumarine Das ätherische Öl enthält den Stoff Apiol, der in sehr hoher Dosierung zu Herzrhythmusstörungen und sogar zu Fehlgeburten führen kann. Daneben ist die Petersilie ein echtes „Multivitaminpräparat“ mit Vitamin A, C und K, den B-Vitaminen, Kalzium, Magnesium, Phosphor, Eisen, Mangan, Kalium und Schwefel, außerdem Chlorophyll.

Wirkung	Harntreibend, tonussteigernd, kontraktionsfördernd am Uterus (in hoher Dosierung von apiolreichen Sorten); Defizite im Mineralhaushalt werden aufgefüllt, außerdem wirken diese Mineralien und Spurenelemente entsäuernd. Durch das enthaltene Chlorophyll wirkt die Petersilie blutreinigend und entgiftend.
Medizinische Anwendung	Durchspülungstherapie bei Erkrankungen der ableitenden Harnwege und Nierengrieß, nicht anwenden in der Schwangerschaft, bei entzündlichen Nierenerkrankungen oder Ödemen infolge eingeschränkter Herz- und Nierentätigkeit.
Spannendes aus der Forschung	Aus Polen stammt eine Studie, in der die Nährstoffwerte von Nudeln mit Petersilie gemessen wurden. Bereits bei einer Zugabe von 4 % Petersilienblättern konnte eine erhöhte antioxidative Aktivität gemessen werden.
Darreichungsform und Bezug	Frische Petersilie wird immer erst nach dem Kochen über die Gerichte gestreut.
Weitere Hinweise und Rezeptideen	Petersilienkraut ist gut gegen Blutarmut und zur Entsäuerung. Machen Sie es sich zur Gewohnheit, gefriergetrocknete Petersilie im Haus zu haben (frische ist natürlich noch besser) und täglich auf Ihr Gericht oder Brot etwas Petersilie zu streuen. Der Klassiker aus der arabischen Küche ist Tabouleh, das Sie ebenfalls öfter auftischen sollten: Es besteht aus Petersilie, Bulgur, Tomaten, Frühlingszwiebeln oder Zwiebeln, (Salatgurke), Minze bei Bedarf, viel Zitronensaft, etwas Knoblauch, Olivenöl, Salz und Pfeffer!
Rezept in diesem Buch	Bouquet garni (S. 97)

Pfefferminze und Nanaminze

Steckbrief

Unter den Minzen gibt es mehrere hundert Arten – und eine in der Literatur nicht immer einheitliche Namensgebung. Die Nanaminze gilt als eine Varietät der Krauseminze.

Lat. Name	*Mentha piperita, Mentha spicata var. cripsa*
Familie	Lippenblütler
Herkunft	Die Pfefferminze entstand im 17. Jahrhundert in England aus einer Kreuzung zwischen der Grünen Minze und der Wasserminze.
Verwendete Pflanzenteile	Blätter kurz vor der Blüte stehender Pflanzen
Wirksame Inhaltsstoffe	Pfefferminze: ätherisches Öl (mindestens 1%) mit Menthol, außerdem Gerbstoffe, Farbstoffe (Flavonoide) Nanaminze und ihre engen Verwandten enthalten weniger oder kein Menthol.
Wirkung	Das ätherische Öl der Pfefferminze mit dem Menthol wirkt krampflösend auf die glatte Muskulatur (u. a. Muskulatur des Verdauungstraktes). Außerdem wirkt es schmerzlindernd, kühlend und leicht betäubend. Das ätherische Öl der anderen Minzen wirkt vor allem erfrischend. In der Wurzel sind auch ätherisches Öl und Furanocumarine enthalten.

Medizinische Anwendung	Pfefferminze: krampfartige Beschwerden im Magen-Darmtrakt sowie im Bereich der Gallenblase und der Gallenwege; traditionell wird sie außerdem bei Erkältung eingesetzt. Hier hilft die Pfefferminze, wenn man unter einem „dicken Kopf“ leidet: Über eine Stimulation der Kälterezeptoren wirkt sie kühlend, entspannend und schmerzstillend. Die Aromatherapie vergleicht die Wirkung der Pfefferminze mit einer „frischen Meeresbrise“. Die Nanaminze geht in eine ähnliche Wirkung, ist jedoch deutlich milder.
Spannendes aus der Forschung	Es gibt zahlreiche Studien zur Pfefferminze (und dem ätherischen Öl), z. B. bei Hitzewallungen, zur Vorbeugung von wunden Brustwarzen, zur Zahnhygiene oder zur Verbesserung der Konzentration. Für die Praxis ein Tipp zu Kopfschmerzen: Tragen Sie jeweils 1 Tropfen Pfefferminzöl auf die Schläfenregion auf. Waschen Sie die Hände danach gut. Auch empfehlenswert: Roll-on-Stift verwenden.
Darreichungsform und Bezug	Nanaminze erhalten Sie im Teeversand oder direkt bei marokkanischen Exportfirmen. Auf die Pfefferminze oder mentholhaltige Anwendungen sollte verzichtet werden, wenn man homöopathische Arzneimittel einnimmt.
Weitere Hinweise und Rezeptideen	Mischen Sie marokkanische Minze bzw. Nana-Minze mit einem Grünen Tee zu gleichen Teilen. Überbrühen Sie mit heißem, aber nicht kochendem Wasser (60–80 °C, dafür Wasser aufkochen und ca. 5 Minuten abkühlen lassen), und lassen Sie den Tee einige Minuten ziehen.

	Zur Stärkung und Erfrischung dient ein Tee aus Rosmarin (1 Teil) und Pfefferminzblättern (3 Teile), den der Franzose Messegué für die Teilnehmer der Tour de France entwickelt haben soll.
Rezepte in diesem Buch	Schwarzer Tee mit Minze bei Magen-Darminfekt (S. 144) Pfefferminz- und Fencheltee bei Schmerzen und Blähungen (S. 144)

Raps und Rapsöl

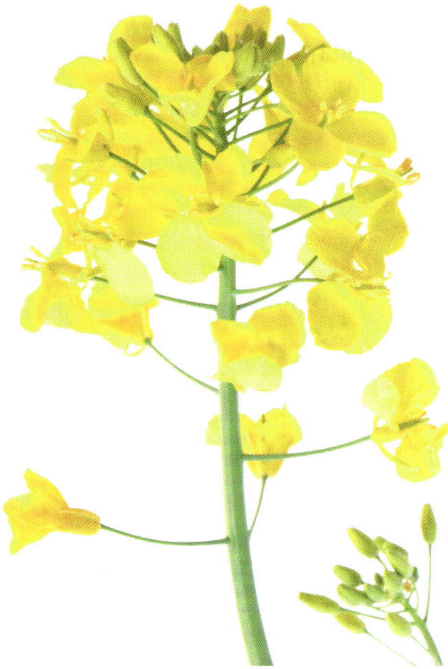

Steckbrief

Raps, dessen leuchtend gelbe Blüten wir von den Feldern kennen, ist eine wichtige Nutz- und Kulturpflanze, heute auch für Biokraftstoffe. Seit Jahrtausenden wird Raps angebaut, um das Öl aus den Samen zu gewinnen, jedoch weniger für Speisen, sondern vor allem als Lampenöl. Der Grund dafür: Die Rapspflanze enthält die bittere und in hoher Dosierung giftige Erucasäure. Mitte der 1970er Jahre jedoch kamen erucasäurearme oder -freie Züchtungen auf den Markt: der 0-Raps und 00-Raps. Nun wurde Rapsöl als Speiseöl entdeckt.

Lat. Name	*Brassica napus*
Familie	Kreuzblütler, verwandt mit Kohl- und Senfarten
Herkunft	Asien und Mittelmeerraum; in Indien soll Rapsöl bereits vor 2000 Jahren als Lampenöl verwendet worden sein. Die erucasäurearmen Arten stammen aus Kanada, wo das Rapsöl als Canola (Canadian oil, low acid) bezeichnet wird.
Verwendete Pflanzenteile	Samen; für Rapskernöl werden die Samen geschält.
Wirksame Inhaltsstoffe	Rapsöl hat einen unter den Ölen besonders geringen Gehalt an gesättigten Fettsäuren (die für den Körper eher ungünstig sind). Es enthält – und wird hier nur von Olivenöl übertroffen – viel Ölsäure, eine einfach gesättigte Fettsäure, die das Öl hitzestabil macht. Das heißt: Olivenöl und Rapsöl können (vorsichtig) erwärmt werden. Im Vergleich zu Olivenöl finden sich in Rapsöl deutlich mehr mehrfach ungesättigte Fettsäuren wie die Linolsäure (Omega-6-Fettsäure) oder die Linolensäure (Omega-3-Fettsäure).
Wirkung	„Kosmetik für die Blutgefäße", entzündungshemmend
Medizinische Anwendung	Zur unterstützenden Therapie von erhöhten Cholesterinwerten, zur Vorbeugung von Herz-Kreislauferkrankungen wie Arteriosklerose und den Folgen (Schlaganfall und Herzinfarkt), günstig bei rheumatischen Beschwerden und MS

Spannendes aus der Forschung	Es gibt zahlreiche klinische Studien zum Rapsöl. Eine schwedische Studie zeigte beispielsweise, dass bei Patienten mit erhöhten Blutfetten eine schnelle und klinisch relevante Verbesserung der Blutfettwerte erreicht werden konnte, wenn in der Ernährung die tierischen Fette durch Rapsöl ersetzt wurden.
Darreichungsform und Bezug	Rapsöl gibt es in allen gut sortierten Supermärkten.
Weitere Hinweise und Rezeptideen	Der Geschmack ist neutral. Man kann das Öl sehr gut für Salate, aber auch zum Dünsten, Backen und Kochen verwenden (Erwärmen bis 140 °C). Da sich das Öl beim Braten mit hoher Temperatur zersetzt, sollte es nur vorsichtig erwärmt werden
Rezepte in diesem Buch	Warme Hände und Füße mit Rapsölmassage (S. 110) Rapsöleinreibung (S. 133)

Rose

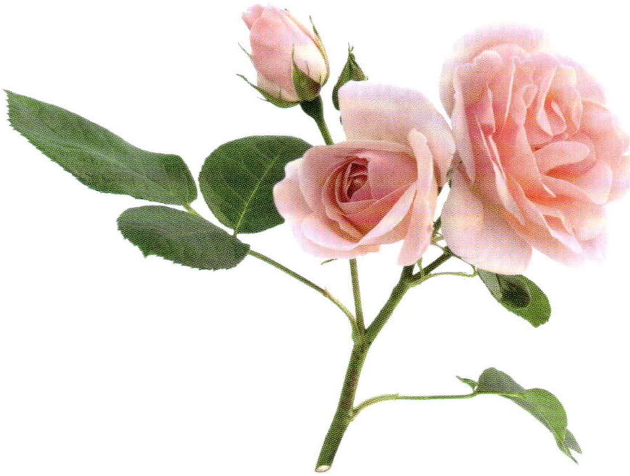

Steckbrief

Die Rose gilt als die „Königin der Blumen". Sie steht für die Liebe und die Schönheit. Sie findet sich an Kult- und Feststätten auf der ganzen Welt. Im Iran gibt es traditionell Rosengärten: Von dort kamen über die Seidenstraße die Rosen und mit ihnen die Rosenkultur nach Ägypten und ins antike Griechenland. Der Iran ist die Hochburg von Rosenöl und Rosenwasser, das nicht nur dem typischen Milchpudding sein Aroma verleiht, sondern auch Eis und anderen Süßspeisen. Auch wird Rosenwasser dem Reis beim Kochen zugefügt. Daneben wird Rosenwasser im religiösen Kontext verwendet. So wird in den großen schiitischen Heiligtümern Rosenwasser mit Wedeln über der Menge verspritzt. Hierzulande kennt man Rosengelee oder Rosenmarmelade.

Lat. Name	Verschiedene Arten, z. B. *Rosa damascena*
Familie	Rosengewächse
Herkunft	Asien, Kleinasien, Iran
Verwendete Pflanzenteile	Blütenblätter
Wirksame Inhaltsstoffe	Ätherisches Öl mit Geraniol, Nerol, Cotronellol, Gerbstoffe
Wirkung	Es gibt Hinweise, dass das ätherische Öl antiinfektiös, bakteriostatisch, antiviral, entzündungshemmend, allgemein stärkend, das Herz stärkend, aphroditisch, antidepressiv, psychisch stabilisierend wirkt.
Medizinische Anwendung	Das ätherische Öl wird bei Depressionen, Ängsten, Impotenz, Frigidität, aber auch akuter und chronischer Bronchitis, wunder, trockener, faltiger und entzündeter Haut eingesetzt. Traditionell wird auch das Rosenwasser als Hausmittel verwendet, z. B. bei Bauchschmerzen. In Deutschland wurde die Rose von Hildegard von Bingen genutzt, zuvor war ihr Anbau von Karl dem Großen angeordnet worden.
Spannendes aus der Forschung	Die Diskussion von Forschungsergebnissen wird kontrovers geführt. Es gibt Hinweise, dass die Damaszener-Rose, die einen wichtigen Stellenwert in der iranischen Medizin einnimmt, antimikrobielle, antioxidative, schmerzlindernde, entzündungshemmende, antidiabetisch und antidepressive Effekte hat.

Darreichungsform und Bezug	Rosenöl gibt es in Drogerien und Bioläden. Achten Sie auf hochwertige Qualität des Rosenöls oder von Pflegeprodukten.
Weitere Hinweise und Rezeptideen	Eigene Duftmischungen lassen sich mit ätherischem Öl herstellen, gerne in Kombination mit anderen Düften, z. B. Zeder, Orange, Mandarine, Bitterorange, Melisse, Lavendel, Sandelholz.
Rezepte in diesem Buch	Rosenzucker (S. 102) Rosenwasser bei Bauchschmerzen (S. 148)

Schwarzkümmel

Steckbrief

Auch wenn er „Kümmel" heißt – mit dem europäischen Kümmel oder dem Kreuzkümmel hat der Schwarzkümmel nicht viel gemein: Er gehört zu einer ganz anderen Pflanzenfamilie, den Hahnenfußgewächsen. In Asien werden die Samen als black onion seed (schwarze Zwiebelsamen) bezeichnet. Man kennt sie hierzulande am ehesten vom Fladenbrot, auf das sie gestreut werden. Seit über 2000 Jahren werden diese Samen, die in ihrem Geschmack etwas an Sesam erinnern, für Küche und Medizin im Orient verwendet.

Lat. Name	*Nigella sativa*
Familie	Hahnenfußgewächse
Herkunft	Westasien, Irak und Türkei
Verwendete Pflanzenteile	Früchte (Samen)
Wirksame Inhaltsstoffe	Ungesättigte Fettsäuren, Vitamin E, ätherisches Öl u. a.
Wirkung	Antiallergisch, regulierend auf das Immunsystem, verdauungsfördernd, schmerzstillend
Medizinische Anwendung	Der Prophet Mohammed (570–632 n. Chr.) schrieb über den Schwarzkümmel: „Schwarzkümmel heilt jede Krankheit – außer den Tod." Heute wird er bei rheumatischen Erkrankungen, Allergien, Hautekzemen und Asthma eingesetzt, außerdem, um den Cholesterinspiegel zu senken.

Spannendes aus der Forschung	Zum Schwarzkümmel gibt es die unterschiedlichsten Studien – zu Typ 2 Diabetes, Helicobacter-Befall, Opiumabhängigkeit, Wechseljahresbeschwerden, erhöhten Blutfetten, Asthma, Lungenerkrankungen als Folgen von Chemiewaffen, mildem Bluthochdruck, Heuschnupfen u. a. Herausgegriffen sei eine Studie zum Heuschnupfen, die aus dem Iran stammt (Nikakhlagh et al. 2011) und einen positiven Effekt von Schwarzkümmelöl belegt.
Darreichungsform und Bezug	Schwarzkümmel gibt es als Samen oder Öl. Kaufen Sie Öl im Bioladen oder Reformhaus.
Weitere Hinweise und Rezeptideen	Ende des letzten Jahrhunderts gab es eine große Modewelle zum Schwarzkümmel, mit zahlreichen Ratgebern und Veröffentlichungen. Diese Welle ist wieder etwas abgeebbt. Dennoch wäre es schade, wenn der Schwarzkümmel in Vergessenheit geriete. Verwenden Sie Schwarzkümmelsamen beim Brotbacken und denken Sie vor allem an den Schwarzkümmel, wenn Sie oder jemand in der Familie oder unter den Freunden an Heuschnupfen leidet. Dafür am besten schon vor der Heuschnupfenzeit mit der Einnahme des Öls beginnen. Ein Tipp: Man kann auch mit dem Schwarzkümmelöl inhalieren. Dafür wird auf 1 Liter heißes Wasser ½ EL Schwarzkümmelöl gegeben. Medizinisch wirksam ist bei dieser Anwendung vor allem das ätherische Öl des Schwarzkümmels.
Rezepte in diesem Buch	Schwarzkümmelhonig (S. 83) Schwarzkümmelöl als Allroundmittel (S. 115) Schwarzkümmel für die Nieren (S. 160)

Sesam

Steckbrief

Sesam gehört neben Hanf zu den ältesten Ölpflanzen der Welt. Sesamöl ist von herausragender Bedeutung im Ayurveda, der es für wichtige Reinigungszeremonien und den legendären Stirnguss verwendet.

Lat. Name	*Sesamum indicum*
Familie	Sesamgewächse
Herkunft	Die Sesampflanze stammt ursprünglich von Wildpflanzen ab, die vermutlich aus Südasien stammen, hier aus Regionen im nordwestlichen Indien und Pakistan. Bereits um 3000 v. Chr. wurden Sesampflanzen angebaut, um das Öl zu gewinnen. Heute findet man sie auf der ganzen Welt in tropischen und subtropischen Regionen.
Verwendete Pflanzenteile	Samen, Früchte; der getrocknete Samen hat ein nussiges Aroma, was sich durch das Rösten noch verstärkt.
Wirksame Inhaltsstoffe	Sesamsamen enthalten unter den Mineralstoffen vor allem Kalzium (dreimal so viel Kalzium wie die gleiche Menge Milch), einfach ungesättigte Fettsäuren (ebenso wie Olivenöl) und zweifach ungesättigte Linolsäure (wie Leinöl), außerdem verschiedene Duft- und Geschmacksstoffe.
Wirkung	Antixoidativ; diskutiert wird auch eine schwermetallausleitende Wirkung.

Medizinische Anwendung	Sesamöl ist im Vergleich zu anderen fetten Ölen besonders „leicht“ und zieht schnell in die Haut ein. In der indischen Medizin wird „gereiftes“ Sesamöl für viele Anwendungen verwendet. Mit dem Sesamöl werden der Mundraum gereinigt (Gandhusa), aber auch die Nasengänge und der ganze Körper eingeölt.
Spannendes aus der Forschung	Eine Studie aus dem Jahr 2014 (Sood et al.) zeigt, dass das Ölziehen mit Sesamöl (Öl durch die Zähne ziehen) bei Mundgeruch genauso wirksam ist wie die Spülung mit Chlorhexidin. Bereits 2009 wurde gezeigt, dass Ölziehen mit Sesamöl bereits nach 10 Tagen eine signifikante Verminderung des Zahnbelags und der dadurch verursachten Zahnfleischentzündung bewirken kann, und damit ebenfalls der Spülung mit Chlorhexidin vergleichbar ist.
Darreichungsform und Bezug	Die Samen sind schwarzbraun (ungeschält) oder blassgelb (geschält) erhältlich. Das aus gerösteten Samen kalt gepresste Öl hat eine dunklere Farbe und sollte nicht erhitzt werden. Das raffinierte Sesamöl ist blassgelb, es hat einen neutralen Geschmack, man kann damit auch bei höheren Temperaturen braten. Die geschälten Samen schmecken besonders gut, wenn man sie in der Pfanne ohne Fett röstet. Die Sesampaste Tahin können Sie bei türkischen oder arabischen Läden und im Bioladen kaufen.
Weitere Hinweise und Rezeptideen	Aus Sesam wird auch Hummus (Brotaufstrich), Gomasio (Sesamsalz) und Halva (Süßigkeit) hergestellt.
Rezepte in diesem Buch	Tahin-Pekmez: Brotaufstrich aus Sesampaste und Traubensirup (S. 82), Ölziehen mit Sesamöl (S. 109/110)

Sheabutter

Steckbrief

Sheabutter wird aus den Nüssen des Sheanuss- oder Schibutterbaumes, auch als Kirtébaum oder Afrikanischer Butterbaum bezeichnet, gewonnen

Lat. Name	*Vitellaria paradoxa*
Familie	Sapotengewächse
Herkunft	Der Sheanussbaum kommt in der Wüste im tropischen Afrika vor, z. B. in Bukina Faso. Es ist ein kräftiger Baum, der bis zu 20 Meter hoch werden kann.
Verwendete Pflanzenteile	Samen in den Beeren; das Fruchtfleisch der Beeren wird gegessen. Die Samen (Nüsse) sind reich an Öl. Aus ihnen wird die Sheabutter, die auch Galambutter oder Karitébutter genannt wird, gewonnen.
Wirksame Inhaltsstoffe	Langkettige, ungesättigte Fettsäuren, vor allem Ölsäure, Stearinsäure, Linolensäure und Palmitinsäure
Wirkung	Hautpflegend, befeuchtend
Medizinische Anwendung	Sheabutter hat eine hohe Hautverträglichkeit. Sie wirkt rückfettend. Besonders geeignet ist Sheabutter für trockene und schuppende Haut. Auch die Anwendung bei Neurodermitis hat sich bewährt. Sehr gut eignet sich Sheabutter für die Massage, da sich der feste Block bei Körpertemperatur verflüssigt. Traditionell wird Sheabutter in Afrika zur Hautpflege, zu Vermeidung von Schwangerschaftsstreifen, zur Babypflege,

	bei Rheuma, Muskel- und Gelenkschmerzen und zur Behandlung von Narben eingesetzt.
Spannendes aus der Forschung	Aus Studien weiß man, dass Sheabutter gut vertragen und als angenehm empfunden wird. Eine schon ältere Studie zeigt, dass die Einreibung der Nasengänge mit Sheabutter bei verstopfter Nase besser hilft als Nasentropfen mit dem Wirkstoff Xylometazoline.
Darreichungsform und Bezug	Achten Sie in jedem Fall darauf, unraffinierte Sheabutter zu kaufen. Minderwertige raffinierte Sheabutter erkennen Sie daran, dass sie weiß, geruchlos und zäh ist. Für das Raffinieren werden die Nüsse gestampft und bei hohen Temperaturen weiterverarbeitet. Nicht selten werden chemische Produkte verwendet. Der Farbstoff Betacarotin, der der Original-Butter einen cremefarbenen Farbton liefert, geht beim Raffinieren verloren, ebenso wie zahlreiche andere heilende Stoffe. Hochwertige unraffinierte Sheabutter in Bioqualität ist nicht leicht zu erhalten.
Weitere Hinweise	Zur Herstellung von Sheabutter werden die Samen gewaschen und zerstampft, die gewonnene Masse wird auf ca. 50–60 °C erhitzt. Dadurch verflüssigt sich die Sheabutter und kann abgeschöpft werden. Ähnlich wie die Kakaobutter wird auch die Sheabutter, die bei 35–43 °C schmilzt, bei Zimmertemperatur wieder fest.
Rezepte in diesem Buch	Sheabutter bei Müdigkeit (S. 116) Sheabutter für Babymassage und bei Schreibabys (S. 118) Sheabutter-Sitzbad bei trockener Vaginalschleimhaut (S. 153)

Teebaumöl

Steckbrief

Ein echtes Geschenk aus Australien ist das Teebaumöl. Es erfreut sich hierzulande großer Beliebtheit. Gleichzeitig war vor allem zu altes oder schlecht gelagertes Teebaumöl dafür verantwortlich, dass die Aromatherapie zeitweise in Verruf geriet, da dieses Öl allergische Reaktionen hervorrief.

Lat. Name	*Melaleuca alternifolia*
Familie	Myrtengewächse
Herkunft	Australien
Verwendete Pflanzenteile	Blätter
Wirksame Inhaltsstoffe	Ätherisches Öl mit Terpinen-4-ol (bei guter Qualität mindestens 40 %), Cineol (bei guter Qualität maximal 3 %) u. a.
Wirkung	Entzündungshemmend, antibakteriell (z. B. gegen Staphylococcus aureus), antimykotisch (gegen Pilze, z. B. gegen Hefepilze (Candida albicans), aber auch gegen Hautpilze), das Wachstum von Viren hemmend. Herpesviren werden daran gehindert, in die Wirtszelle einzudringen, außerdem hemmt das Teebaumöl die „Plaquebildung", vermutlich greift es die Virushülle an.
Medizinische Anwendung	Acne vulgaris (leichte bis mittelschwere Form), Herpes simplex, Mykosen (Pilze), Warzen, Verbrennungen,

	Wunddesinfektion, Furunkel, Karbunkel, entzündete Haarbälge, aber auch Erkältungen und Muskelzerrungen; traditionell wird das Öl gegen Verbrennungen, Erkältungen, Psoriasis, Mandelentzündung, Darmentzündung und Erkältungen eingesetzt.
Spannendes aus der Forschung	In einer Studienarbeit untersuchte André Langner (B.Sc. Komplementärmedizin) 2015 die Effekte bei Nagelpilzinfektionen und Akne. Beim Nagelpilz war der Effekt dem konventionellen Arzneimittel Clotrimazol vergleichbar, die Ausbreitung der Pilzsporen wird durch die Gabe von Teebaumöl signifikant eingedämmt. Gleichzeitig scheint es sinnvoll zu sein, das Teebaumöl mit anderen Maßnahmen zu kombinieren.
Darreichungsform und Bezug	Teebaumöl gibt es in Apotheken und Drogeriemärkten. Nehmen Sie Präparate nach Internationalem Standard oder australischem Standard, es gibt zahlreiche verunreinigte oder minderwertige Präparate. Achten Sie auf die Mengenangaben bezüglich Terpinen-4-ol.
Weitere Hinweise	Bitte beachten Sie: Teebaumöl verdirbt schnell. Es muss auf jeden Fall luftdicht und dunkel aufbewahrt werden. Wenn das Öl mit Sauerstoff reagiert (oxidiert), dann kommt es zu Unverträglichkeiten und Allergiebildung. Testen Sie das Öl zuvor in der Ellenbeuge und warten Sie zwei Tage lang ab, ob es hier zu einer Rötung kommt. Dann das Öl nicht verwenden. Teebaumöl kann auf kleinen Stellen unverdünnt angewendet werden (z. B. bei Nagelpilz), ansonsten sollte es verdünnt werden (je nach Region und Hautbeschaffenheit unterschiedlich. Vorsichtig anfangen!)

Rezepte in diesem Buch	Teebaumöl bei Blasenentzündung (S. 160) Teebaumöl bei Nagelpilz (S. 164) Olivenölpackung und Teebaumshampoo gegen Kopfläuse (S. 165/166)

Rezepte und Überliefertes für jeden Tag

Nahrhafte Frühstücksbreie und -suppen

Nicht nur der warme Haferbrei ist als Frühstück verbreitet. In Russland ist warmer Milchbrei typischer Bestandteil des traditionellen Frühstücks, in Uganda wird Maisbrei gegessen, in Asien eine Reissuppe, die süß oder salzig sein kann.

Auch hierzulande wird der warme Frühstücksbrei mehr und mehr als Alternative zu einer Brotmahlzeit eingenommen, vor allem im Winter. Er bietet eine gute Grundlage für den Tag und wärmt angenehm von innen. Der Verdauungstrakt wird nicht überlastet. Gerade Menschen, die eine schwache Verdauung haben und unter Kältegefühl leiden, bekommt der warme Frühstücksbrei besonders gut.

Porridge (Schottland)

„Die beste Grundlage überhaupt ist unser Porridge, da ist man den ganzen Vormittag gut gesättigt!"

In Schottland und England ist Porridge, ein warmer Haferbrei, fester Bestandteil der Küche. Er wird in Wasser gekocht und mit einer Prise Salz verfeinert. In

England wird mit Zucker gesüßt, in Schottland, wo der Brei ursprünglich herkommt, wurde nur für Kinder gesüßt und der volle Löffel mit Haferbrei in eine auf dem Tisch stehende Schüssel mit Milch, Sahne oder Buttermilch getaucht. Mittlerweile ist Porridge auch bei uns beliebt, deutlich sichtbar an den vielen Haferflocken- und Frühstücksbreimischungen im Handel.

Haferbrei ist sehr schmackhaft und bietet gerade im Winter eine hervorragende Grundlage für den Tag. Er versorgt den Körper mit Eiweiß, Fett, Kohlenhydraten, Vitaminen, Mineralien und Ballaststoffen. Hafer ist zudem magenfreundlich und wird in aller Regel gut vertragen. Der Blutzuckerspiegel steigt langsam und ist keinen Schwankungen unterworfen. Bei ausgeprägter Glutenunverträglichkeit sollte auf Hirseflocken ausgewichen werden, es gibt jedoch auch Zöliakie-Patienten, die Hafer vergleichsweise gut vertragen.

Die Prise Salz regt die Verdauung an. Im englischen Originalrezept wird zum Süßen brauner Zucker verwendet, noch gesünder ist ein Löffel Honig.

Der warme Haferbrei ist nicht nur in Großbritannien verbreitet. In Afghanistan und dem Iran wird er als Halim bezeichnet, in Polen als Owsianka.

Rezept für Porridge (eine Portion):

ca. 50 g Haferflocken (kleinblättrige Frühstücksflocken)
125 Liter Wasser
1 Prise Salz
1 Schuss flüssige Sahne
evtl. Zucker oder Honig

Haferflocken in Wasser kochen, nachquellen lassen und mit einer Prise Salz verfeinern, mit einem Schuss flüssiger Sahne servieren.

Hirsebrei mit Rosinen und Äpfeln (China)

„Von meinem TCM-Therapeuten habe ich ein geniales Frühstücksrezept bekommen, um das Qi im Körper zu stärken und das Blut zu nähren. Seit langem esse ich nun diesen warmen Frühstücksbrei, auch weil Hirse für Diabetiker wie mich besonders empfehlenswert sein soll."

Hirse ist sehr gesund und enthält viel Kieselsäure – empfehlenswert für Haut und Haare. Zubereitungen aus Hirse eignen sich vor allem für Menschen mit Glutenunverträglichkeit (Zöliakie). Es gibt auch Hirseflocken. Man kann Hirse als Brei essen, sie aber auch hervorragend in die herzhafte Küche integrieren.

Rezept für Hirsebrei (eine Portion):
½ Tasse Hirse
5–10 g Butter
einige Rosinen
½ Apfel
etwas Zimt
1 Tasse Wasser
½ EL Dinkelflocken
1 Stück Ingwer

Hirse waschen und in einen Topf geben, kurz rösten, bis sie duftet. Apfel klein schneiden. Butter, Rosinen, Apfel, Zimt und Wasser in den Topf dazu geben. 10 Minuten bei geschlossenem Deckel köcheln lassen, nach Geschmack Dinkelflocken kurz vor Schluss dazugeben. Wenn Sie es mögen, können Sie ein Stück Ingwer mitkochen lassen.
Der Brei kann püriert, mit anderem Obst, Nüssen, Reismilch oder einem Ei gegessen, aber auch salzig zubereitet werden. Zum Süßen etwas Honig, Rohrohrzucker oder braunen Zucker verwenden, alternativ einige Trockenfrüchte klein schneiden und mit quellen lassen. Etwas Schlagsahne zufügen, besonders gesund ist ein Löffel Leinöl. Achten Sie hier auf hochwertiges, frisches Öl – es schmeckt fast neutral. Obst kann mit gedünstet werden.

Buddhistische Reissuppe (Tibet)

„In Tibet üblich ist eine Reissuppe, sie wird auch als Congee bezeichnet."

Die Buddhistische Reissuppe ist etwas leichter als der Hafer- oder Hirsebrei. Für ihre Zubereitung wird (ungeschälter) Rundkornreis in der etwa achtfachen Menge Wasser lange geköchelt oder über Nacht gequollen. Dadurch saugt sich der Reis mit viel Wasser voll und zerfällt leicht. Am nächsten Morgen wird sie wieder erwärmt, etwas Milch, Butter oder Butterfett (Ghee) und Honig zugegeben, mit Zimt, Vanille oder Kardamom verfeinert. Ingwer und Zimt sind erwärmende und anregende Gewürze.

Phở – Die traditionelle Frühstückssuppe (Vietnam)

„Man kann Phở mit Rindfleisch oder mit Hühnerfleisch zubereiten – aber die Gewürze und Kräuter müssen stimmen."

Phở ist der Name der traditionellen Reisnudelsuppe, dem bekanntesten Gericht Vietnams. Phở wird typischerweise zum Frühstück gegessen. Die Suppe enthält Brühe, Reisnudeln und Fleisch (Rindfleisch oder Hühnchen), außerdem Zwiebeln oder Lauch, Fischsoße, Gewürze (hier z.B. auch Sternanis und Zimt) und viele frische Kräuter wie frischen Koriander, Minze oder Chilis. In Südvietnam werden vietnamesischer Basilikum (auch Thai-Basilikum), Gewürznelken, Koriandersamen, Fenchelsamen und Mungosprossen mit in die Suppe gegeben, im Norden werden gerösteter Ingwer und Schalotten zugefügt. Die Fleischeinlage kann ganz unterschiedlich sein, beim Rindfleisch zum Beispiel Steakfleisch, Rinderbrust, Rinderflanke, Kutteln, Fleischbällchen etc. In der Suppe mit Hühnerfleisch (eine Variante, die es angeblich seit den 1930er Jahren gibt), wird typischerweise nur mit Ingwer und Schalotten gewürzt, außerdem mit Limettenblättern. Generell wird die Brühe lange mit den trockenen Gewürzen gekocht, das Gemüse und die Fleischstreifen werden nur kurz gegart, die frischen Kräuter werden ganz zum Schluss dazugegeben.

Interessant ist, dass bei dieser Suppe Gewürze und Fleisch zueinander passend gewählt werden: In Asien haben alle Lebensmittel wärmende oder kühlende Eigenschaften. Das Verhältnis von kühlend und wärmend muss ausgeglichen sein. Wenn also ein Fleisch als wärmend gilt, wird es mit eher kühlenden Kräutern angerichtet, wenn das Fleisch eher kühlt (z. B. Hühnerfleisch), wird es mit wärmenden Gewürzen kombiniert (z. B. mit Ingwer).

Stärkende Brotaufstriche

Tahin-Pekmez: Brotaufstrich aus Sesampaste und Traubensirup (Türkei)

„Bei uns sagt man: „Wenn du das jeden Morgen isst, dann frierst du im Winter nicht.“

Tahin ist gesund, aber kalorienreich! Die Mischung aus Sesampaste und Traubensirup ist in der Türkei gang und gäbe. Generell wird in Ländern, die keine Brotsorten haben, die in Scheiben geschnitten werden und auf die man etwas aufstreicht, zu einem süßen Frühstück Fladenbrot gereicht, das in Tahin und einen Fruchtsirup eingetunkt wird. Im Irak ist dies beispielsweise ein Dattelsirup.

Sesam ist sehr kalziumreich und daher eine gute Kalziumquelle für Vegetarier und Veganer. Traubensirup ist eingedickter Saft aus Trauben, Äpfeln, aber auch Johannisbrot – ein Energiespender. Sowohl Tahin als auch Pekmez kann man in türkischen Lebensmittelläden kaufen. Der Brotaufstrich wird im Verhältnis 2:1 (2 Teile Tahin, 1 Teil Pekmez) gemischt. Kinder kriegen in der Türkei traditionell jeden Tag einen Löffel davon. Ebenso wird diese Mischung vor der Hochzeitsnacht genossen.

Pekmez ist auch z. B. in Ostbosnien bekannt. Hier wird es allein aus Äpfeln zu Apfeldicksaft eingekocht.

Anmerkung: Aus gesundheitlicher Sicht ist es ratsam, einen zuckerhaltigen Sirup durch einen reinen, eingedickten Fruchtsaft zu ersetzen, ob aus Trauben, Äpfeln oder Birnen.

Honig mit Nüssen, Backpflaumen und Rosinen (Russland)

„Gemahlene Walnüsse, Honig und Rosinen mischen. Man kann auch kleingeschnittene Backpflaumen dazugeben. Einen Löffel der Mischung 20 Minuten vor dem Essen nüchtern essen, jeden Tag. Das ist alles.“

„Energiepasten" aus Trockenfrüchten, Honig, Nüssen und Gewürzen, die Kraft bringen und die Gesundheit stärken, gibt es in verschiedenen Kulturen. Walnüsse sind gut für den Nervenstoffwechsel, Honig bringt Energie, Rosinen süßen und entsäuern durch ihren reichhaltigen Mineraliengehalt.

Eine weitere Anregung: Verwenden Sie eine Mischung aus Trockenfrüchten, Nüssen und evtl. Honig auch als Brotaufstrich zum Frühstück an Stelle von Marmelade.

Rezeptvariante:
Einige Backpflaumen (und/oder andere Trockenfrüchte) kleinschneiden, einweichen, am nächsten Morgen mit einem Teil des Einweichwassers und geriebenen Nüssen vermischen, ggfs. mit dem Pürierstab pürieren. Nach Bedarf mit Honig süßen. Eine Prise Zimt verfeinert den Geschmack. Die Rezeptur entspricht, verwendet man Backpflaumen, einem schnell zubereiteten Pflaumenmus.

Schwarzkümmelhonig (Syrien)

„Wir verreiben Honig mit Mandeln, Walnüssen, Haselnüssen und Schwarzkümmel und geben das unseren Kindern, damit sie groß und stark werden. Es ist auch gut für Kinder, die zu dünn sind."

Der Schwarzkümmelhonig ist eine nährreiche Honig-Nussmischung, die noch durch eine Prise (oder mehr, nach Geschmack) Schwarzkümmel ergänzt wird. Schwarzkümmel wird im Gewürzporträt ausführlich beschrieben. Er wird in vielen Ländern verwendet, hierzulande ist er als Brotgewürz, z. B. auf Fladenbrot, bekannt. Er schmeckt aber auch hervorragend zu eingelegtem Schafskäse. Dafür werden Schafskäsebällchen geformt und in Öl mit Kurkuma, Rosinen, Datteln und Schwarzkümmel eingelegt. Ein orientalisches Kuchenrezept für einen Honigkuchen beschreibt ein süßes Hefegebäck, das mit Schwarzkümmelsamen bestreut und in Honig getränkt ist.

Gesunde Verdauungshilfen aus Gemüse und Obst

Rettichrohkost für die Verdauung (Lettland)

„In meiner Familie sind viele Hirten, wir haben sehr viel Land. Im Frühling und Sommer essen wir alles Frische, also zum Beispiel Rettich, Karotten, Salat und Tomaten. Das ist sehr gut für die Verdauung."

Rettich, Radieschen, Meerrettich, Wasabi – viele Kulturen nutzen die scharfe Kraft dieser Pflanzen. Sie enthalten in unterschiedlicher Menge die so genannten Senföle. Diese Stoffe machen die Rettiche, insbesondere die schärferen Sorten wie Meerrettich oder Wasabi, zu einem potenten pflanzlichen Antibiotikum. Rettiche enthalten außerdem Vitamine, Mineralien und Spurenelemente. Roh genossen, kurbeln die enthaltenen Ballaststoffe die Verdauung an.

Eine Anregung: der bayerische Radisalat. Dafür schneiden Sie einen weißen Rettich in Girlanden oder Scheiben. Die Marinade besteht aus Senf, Öl, Essig, Salz, Pfeffer, Zucker und viel Schnittlauch. Auch ein Radieschenbrot mit Butter oder Kräuterquark und mit Schnittlauch ist eine echte Gaumenfreude.

Essen Sie Rettich immer mit etwas Öl, um die fettlöslichen Vitamine aufnehmen zu können. Die Schärfe können Sie mit Öl, Sahne (wie beim Sahnemeerrettich), saurer Sahne oder Joghurt abmildern.

Artischocken für die Leber (weltweit)

„Man sollte so oft wie möglich Artischocken essen, das ist gut für die Leber."

Die Artischocke findet aufgrund ihrer appetitanregenden, verdauungsfördernden und, wie man heute weiß, cholesterinsenkenden Wirkung bereits seit Jahrhunderten therapeutische Anwendung. In der traditionellen Medizin wird sie zur Behandlung von Störungen im Leber-Gallensystem genutzt. Diese Eigenschaften machen sie zu einem der wohl bekanntesten pflanzlichen Arzneimittel in der europäischen Pflanzenheilkunde.

Felicia Fischer hat 2015 eine Bachelorarbeit zur Artischocke geschrieben. Wie die Studienlage zeigt, liefern zahlreiche bis dato durchgeführte Untersuchungen zur Wirkweise von Artischockenblättern und Frischpflanzenpresssäften experimentelle und klinische Belege für ihre blutfettsenkenden, leberschützenden und antioxidativen Eigenschaften und führen auch zum Teil zu signifikanten Ergebnissen. Aus den Untersuchungen gehen zudem ausgezeichnete Verträglichkeitsbewertungen mit einem seltenen Auftreten von unerwünschten Nebenwirkungen hervor.

Diese Ergebnisse gelten für die Artischocke als Arzneimittel oder Frischpflanzenpresssaft. Es spricht aber auch sehr viel dafür, die Artischocke vermehrt im Speiseplan zu berücksichtigen.

Rezept für Artischocken mit Vinaigrette:
pro Person 1–2 Artischocken
Salz, Zitronensaft

Vinaigrette:
⅔ Olivenöl
⅓ Essig
Senf, Meerrettich
Salz, Pfeffer
etwas Honig
Schnittlauch

Bei den Artischocken den Stiel abbrechen oder abschneiden, Stielansatz mit Zitronensaft beträufeln. Die äußeren Blätter der Artischocke entfernen, die Spitzen der verbleibenden Blätter abschneiden. In Salzwasser mit einem Schuss Zitronensaft sprudelnd kochen, je nach Größe der Artischocken kann das 20–40 Minuten dauern. Die Artischocken sind gar, wenn man eines der Blätter ohne Probleme lösen kann.
Für die Vinaigrette Salz, Pfeffer und Honig im Essig auflösen, dann Senf dazugeben, Olivenöl dazugießen. Nach Geschmack können Sie noch etwas Schnittlauch dazugeben.
Die Artischockenblätter werden einzeln abgeschält und in die Vinaigrette getunkt.

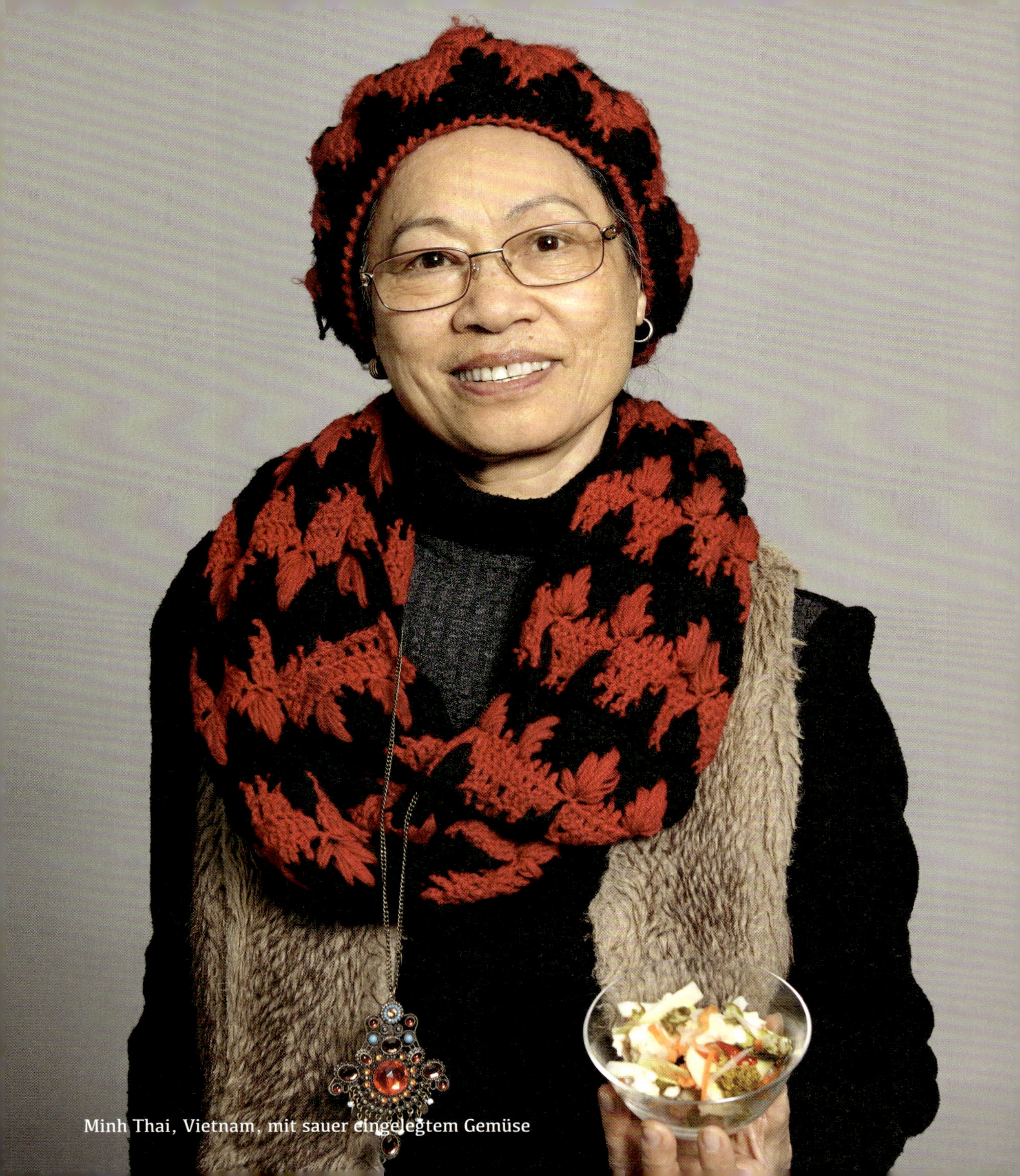

Minh Thai, Vietnam, mit sauer eingelegtem Gemüse

Sauer eingelegtes Gemüse (weltweit)

Nicht nur Sauerkraut, sondern sauer eingelegtes Gemüse allgemein ist ein gesundheitsförderndes Lebensmittel, das – so zeigte der letzte Workshop der Autorinnen im Frühjahr 2016 – bei fast allen anwesenden Teilnehmerinnen bekannt und verbreitet war, ob in Korea, Vietnam, Palästina oder Kasachstan.

Fast weltweit spielt fermentiertes oder gesäuertes Gemüse eine große Rolle. In der iranischen Küche heißt es Torschi, aus der Bukovina (Südosteuropa) sind Rezepte für sauer eingelegtes Gemüse unter dem Namen Muraturi bekannt, die Koreaner nennen den milchsauer vergorenen Chinakohl Kimchi.

Die Fermentierung wird schon seit Jahrtausenden eingesetzt. Auch wenn ursprünglich die Zubereitung vor allem der Konservierung des Gemüses und der Bereitstellung von Wintervorräten diente, weiß man heute, wie gesund milchsauer eingelegtes Gemüse ist. Das fermentierte Gemüse enthält lebenswichtige Enzyme und wertvolle lebendige Mikrosäurebakterien. Diese sind auch nach längerer Lagerzeit noch vorhanden.

Die polnische Küche kennt die weit verbreitete „saure Mehlsuppe“ (Zurek Wielkopolski), die aus vergorenem Roggenschrot zubereitet wird. Dies erinnert an den „Brottrunk“ (Firma Kanne), der heute von vielen Naturheilkundlern als Therapeutikum angeraten wird, um (zum besseren Geschmack mit etwas Apfelsaft gemischt) die Darmflora aufzubauen.

Bitte beachten Sie: Fermentiertes Gemüse aus Konservendosen hat in der Regel keinen gesundheitlichen Nutzen. Dies liegt daran, dass es meist noch pasteurisiert wurde.

Rezept für sauer eingelegtes Gemüse:
Kohl, Karotten, Rote Bete, Knoblauch, Zwiebeln etc. so fein wie möglich hobeln oder reiben. Mit Salz (am besten Kristallsalz) und/ oder Meeresgemüse (z. B. Dulse-Algen o. Ä.) und Gewürzen (Wacholderbeeren, Kümmel) vermischen. Evtl. etwas Zucker zugeben.
Das Gemüse schichtweise in ein Gefäß geben und jede Schicht so lange stampfen, bis sich Saft (Lake) bildet. Am Ende das Gemüse in ein passendes Gefäß füllen und bedecken bzw. verschließen (z. B. mit einem Holzbrett und einem Stein), so dass das Gemüse vollständig bedeckt ist. Das Gewicht

drückt die Gemüsemischung nach unten und lässt die Lake aufsteigen. Ggf. ein sauberes Tuch über das Gefäß spannen, um Staub und Fliegen fernzuhalten.
Das Gemüse mindestens 3–7 Tage – am besten noch länger – fermentieren lassen. Je länger das Gemüse fermentiert, desto intensiver wird der Geschmack. Die Lufttemperatur sollte am gleichbleibenden Ort zwischen 15 und 22 °C betragen.
Kontrollieren Sie das Gemüse jeden Tag. Sobald der gewünschte Geschmack erreicht ist, darf es in Schraubverschluss- oder Einmachgläser abgefüllt werden, welche gut verschlossen im Kühlschrank verwahrt werden. Gekühlt kann es bis zu 6 Monate aufbewahrt werden. **Achtung:** Wenn der Fermentierprozess nicht funktioniert, wird das Gemüse ungenießbar.

Sauerkraut (Osteuropa)

„Ich habe früher immer Sauerkraut selbst gemacht. Jetzt kaufe ich oft Sauerkraut. Das ist gut für die Verdauung und versorgt einen mit Vitamin C."

Auch wenn Sauerkraut international als deutsches Nationalgericht gilt: Es gibt das vergorene Kraut nicht nur in Deutschland, es ist z. B. auch im Osteuropa und Russland weit verbreitet. Historische Berichte gibt es aus dem alten Rom und aus China – von wo das Sauerkraut vermutlich über die Mongolei zu uns kam.

Bei Sauerkraut handelt es sich um fein geschnittenen Weißkohl, der durch Milchsäurebakterien fermentiert und dadurch haltbar gemacht wird. Mehr und mehr wurden im Laufe der Geschichte die gesundheitlichen Vorteile von Sauerkraut entdeckt, vor allem der hohe Vitamin C-Gehalt. Nachdem der Schiffsarzt James Lind im 18. Jahrhundert beobachtet hatte, dass nicht nur Orangen- und Zitronensaft, sondern auch Sauerkraut vor Skorbut, einer Vitaminmangelkrankheit, schützte, führte Kapitän James Cook das Sauerkraut auf seinen Schiffen ein.

Außer Vitamin C enthält frisches Sauerkraut, wie wir heute wissen, die Vitamine A, B, K, Mineralstoffe und Milchsäure. Es ist sehr kalorienarm (ca. 20 kcal pro 100 g) und enthält praktisch kein Fett. Milchsäure ist von besonderer

Bedeutung für die gesunde Keimbesiedlung des Verdauungstraktes. Damit ist Sauerkraut und anderes milchsauer vergorenes Gemüse ein hervorragendes Probiotikum, das dem Aufbau der Darmflora dient. Ein positiver Nebeneffekt: Milchsäurebakterien bilden während der Fermentierung Vitamin B12. Damit ist rohes Sauerkraut ein sehr guter Vitamin B12-Lieferant.

Sauerkraut wirkt leicht abführend (Sauerkrautsaft deutlich stärker abführend). Es sollte, möchte man die gesundheitsfördernden Eigenschaften ausnutzen, roh gegessen oder nur leicht erhitzt werden.

Rezept für Sauerkraut:
1 mittelgroßer Weißkohl
3–4 Wurzeln (Mohrrüben)
1 EL Salz
10 Wacholderbeeren
1–2 Lorbeerblätter
große Gläser mit Schraubverschluss

Weißkohl und Wurzeln (Mohrrüben) fein raspeln und in eine große Schüssel geben. Mit Salz und Wacholderbeeren kräftig durchkneten. In 1-Liter-Gläser (oder kleinere Gläser, je nach Bedarf) füllen und stampfen, bis Saft kommt. Lorbeerblätter darauf legen, Klarsichtfolie darüber spannen und Löcher einstechen. 1–3 Tage im warmen Raum stehen lassen, bis es gärt. Die Gläser in eine Schale stellen, da durch die Gärung Saft überlaufen kann. Dann die Folie entfernen, Gläser mit dem Schraubverschluss verschließen und das Kraut kühl stellen. Nach etwa 2–3 Wochen Reifung ist das Sauerkraut fertig.

Sehr lecker ist das „Überlebensbrot“, dessen Rezept wir von der Gesundheitsberaterin Edit Nevermann erhalten haben: Eine Scheibe Brot – gut schmeckt hier Kümmelbrot – buttern, etwas Sauerkraut darauf verteilen. Mit einigen Tropfen Leinöl, etwas Salz und Pfeffer und frisch geschnittenem Schnittlauch oder Petersilie verfeinern.

Süßkartoffeln (Indonesien)

„In Indonesien essen wir häufig Süßkartoffeln. Das ist gut für die Verdauung und soll auch gegen Magenkrebs helfen."

Süßkartoffeln gehören zum alltäglichen Gemüse in Asien. Sie werden – nach Kartoffeln und Maniok – weltweit am häufigsten angebaut, sind aber hierzulande eher unbekannt. Zu Unrecht, denn hinter den orangefarbenen Knollen verbirgt sich ein interessantes Gemüse.

Mit Kartoffeln haben Süßkartoffeln nur eines gemeinsam: den Namen. Sie stammen aus Südamerika und wurden von Kolumbus Ende des 15. Jahrhunderts nach Europa gebracht. Süßkartoffeln enthalten viele Nähr- und Vitalstoffe. Die gelb-orange Farbe kommt u. a. von den Carotinoiden, die auch in Karotten enthalten sind. Zudem enthalten Süßkartoffeln viele Vitamine und Mineralstoffe, u. a. Mangan, Kupfer und Eisen. Der glykämische Index ist niedriger als bei der Kartoffel und entspricht in etwa dem von Naturreis oder Karotten. Das bedeutet, der in ihnen enthaltende Zucker ist leichter verwertbar und lässt den Blutzucker nicht unnötig hoch ansteigen.

In der vegetarischen Küche werden Süßkartoffeln in Gemüseragouts und -gerichten verwendet. Lecker schmecken sie auch als Alternative zu Pommes frites oder als „Süßkartoffelstampf".

Rezept für Süßkartoffel-Pommes:
Süßkartoffeln schälen und in Stücke schneiden. Anschließend in Olivenöl schwenken und im Ofen bei 170 °C ca. 15 Minuten braten.

Süßkartoffelstampf:
Süßkartoffeln schälen, in Würfel schneiden und in Salzwasser weichkochen. Das Wasser abgießen (am besten in ein Glas und dann trinken – im Kochwasser sind viele wertvolle Nährstoffe) und mit einem Kartoffelstampfer zerstampfen. Geben Sie zum Verfeinern etwas Sahne, Salz, Pfeffer, Paprika dazu.

Ajika für ein langes Leben (Georgien)

Als „Geheimwaffe gegen das Alter“ gilt in Georgien Ajika (Adschika ausgesprochen), eine salzig-scharfe Paste aus rotem Paprika, Knoblauch, Chili und Salz. Wer Ajika isst, der lebt lange, so heißt es in Abchasien. Daher wird diese Soße angeblich täglich zu den Gerichten gegessen.

Rezept:
Tomaten, Paprikaschoten, Zwiebeln, Möhren und Äpfel werden geputzt, zerkleinert und ca. 2 Stunden auf mittlerer Hitze geköchelt. Am Ende wird Knoblauch dazugegeben und mit Salz, Peperoni und Zucker abgeschmeckt. Es gibt zahlreiche Rezepte im Internet.

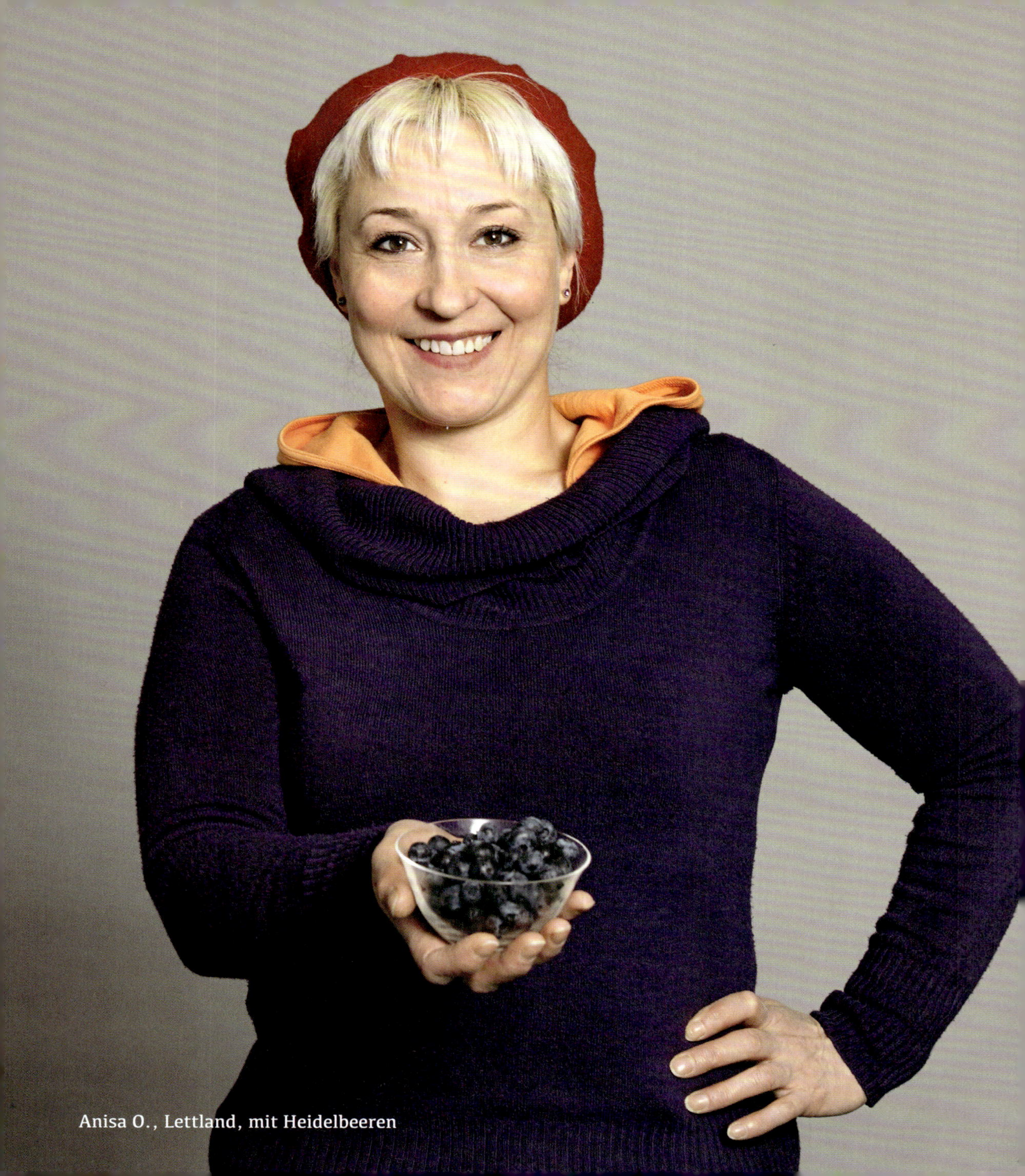

Anisa O., Lettland, mit Heidelbeeren

Beeren für die Gesundheit (Lettland)

„Ich komme aus Lettland und bin dort auf einem Bauernhof groß geworden. In Lettland gibt es sehr viele Wälder und sehr, sehr viele Kräuter. Ich bin aufgewachsen mit vielen Kräutertees. Außerdem haben wir sehr viele Beeren: Blaubeeren, Heidelbeeren, Himbeeren, Walderdbeeren und noch andere Beeren, die es hier nicht gibt. Mein Vater kannte noch sehr seltene Beeren."

In jüngster Zeit wurden die Beeren in ihrer ganzen Vielfalt wieder neu entdeckt: Zu Recht! Beeren schmecken gut und sind außerdem noch gesund, enthalten sie doch die verschiedensten Vitamine, Mineralien und Spurenelemente, außerdem reichlich Farbstoffe. Himbeeren zum Beispiel enthalten Kalium, Eisen, Magnesium und Phosphor, außerdem Ellagsäure, die – im Laborversuch – als krebsvorbeugend gilt. Heidelbeeren enthalten vor allem viel Vitamin E, Erdbeeren Vitamin C und Folsäure, Stachelbeeren Vitamin C, Silicium, Kalzium, Kalium und Magnesium.

Viele Beeren enthalten zudem Ballaststoffe und regen damit die Verdauung an. Hinzu kommen die oft intensiven Farbstoffe, deren Wirkung mittlerweile immer besser erforscht wird. Traditionell galten früher rote Früchte als „blutbildend" und „blutreinigend". Die blauroten Farbstoffe (Anthocyane) sind wichtige Antioxidanzien, die dem Zellschutz und der Zellatmung dienen. –

Heidelbeeren (= Blaubeeren) wirken im frischen Zustand leicht abführend aufgrund des hohen Ballaststoffgehaltes. Getrocknet werden sie gegen Durchfall eingesetzt. Für Kinder eignet sich bei Durchfall ein Heidelbeertee: Dafür werden 2–3 Löffel getrocknete Heidelbeeren mit einem Liter Wasser aufgesetzt, gekocht und anschließend als Tee getrunken.

Essen Sie in den Sommermonaten möglichst viele Beeren. Halten Sie sich dabei an Früchte der Saison und möglichst an regionale Anbieter. Erdbeeren haben von Juni bis September Saison (unreife Erdbeeren erkennen Sie an der weißen Spitze), Himbeeren, Johannisbeeren und Heidelbeeren im Juli und August, Holunderbeeren August bis Oktober, Preiselbeeren bis November. Wildfrüchte sollten immer besonders gründlich gewaschen werden. Dazu kann ein Tropfen Essig ins Wasser gegeben werden.

Achtung: Viele Beeren enthalten Oxalsäure oder Säuren, aus denen Oxalsäure gebildet werden kann. Oxalsäure kann zu Ablagerungen in Nieren und Gelenken führen. Daher sollte, wer zu Nierenproblemen oder Gicht neigt, nicht allzu viele Beeren essen. Achten Sie bitte bei Stachelbeeren besonders darauf, dass die Beeren vollreif sind.

Nie unreife Bananen essen (Argentinien)

„In Argentinien essen wir nur Bananen, die eine dunkelgelbe Schale haben und schon ein paar braune Flecken. Meine Schwiegermutter hat immer gesagt: Nie grüne Bananen essen. Das ist ungesund und macht Bauchschmerzen! Als wir dann nach Deutschland gekommen sind, haben wir uns gewundert, dass die Leute hier für grüne Bananen Geld ausgeben und die Bananen, die für uns gerade richtig waren, billiger verkauft werden."

Bananen werden in aller Regel unreif geerntet. Sie reifen beim Transport nach. Unreife, grüne Bananen schmecken eher säuerlich, sie enthalten mehr Stärke und weniger Zucker. Unreife Bananen können zu Verdauungsbeschwerden, zu Bauchschmerzen und Blähungen führen. Generell gilt, dass Obst reif gegessen werden sollte. Unreifes Obst wird als säurebildend beschrieben, reifes Obst dagegen als basenbildend.

Sind Bananen überreif und haben schon dunkle Flecken, ist das aus Amerika stammende Banana bread eine wunderbare Möglichkeit für die Verwertung.

Rezept für Banana bread:

3 Bananen
2 Eier
½ Tasse Butter
½ Tasse brauner Zucker
1 ½ Tassen Mehl
1 TL Natron
½ Tasse Walnüsse

Butter und braunen Zucker mit Eiern und zerdrückten reifen Bananen vermischen. Mehl und Natron mischen und unter die Teigmasse heben. Walnüsse hacken und ebenfalls unterziehen. Eine Kastenform fetten und den Teig einfüllen. Wer es etwas herber mag, der kann den Zucker weglassen. Alternativ eine halbe Tafel Zartbitterschokolade kleinhacken und unter den Teig mischen.
Bei 180 °C Heißluft 45–60 Minuten backen.

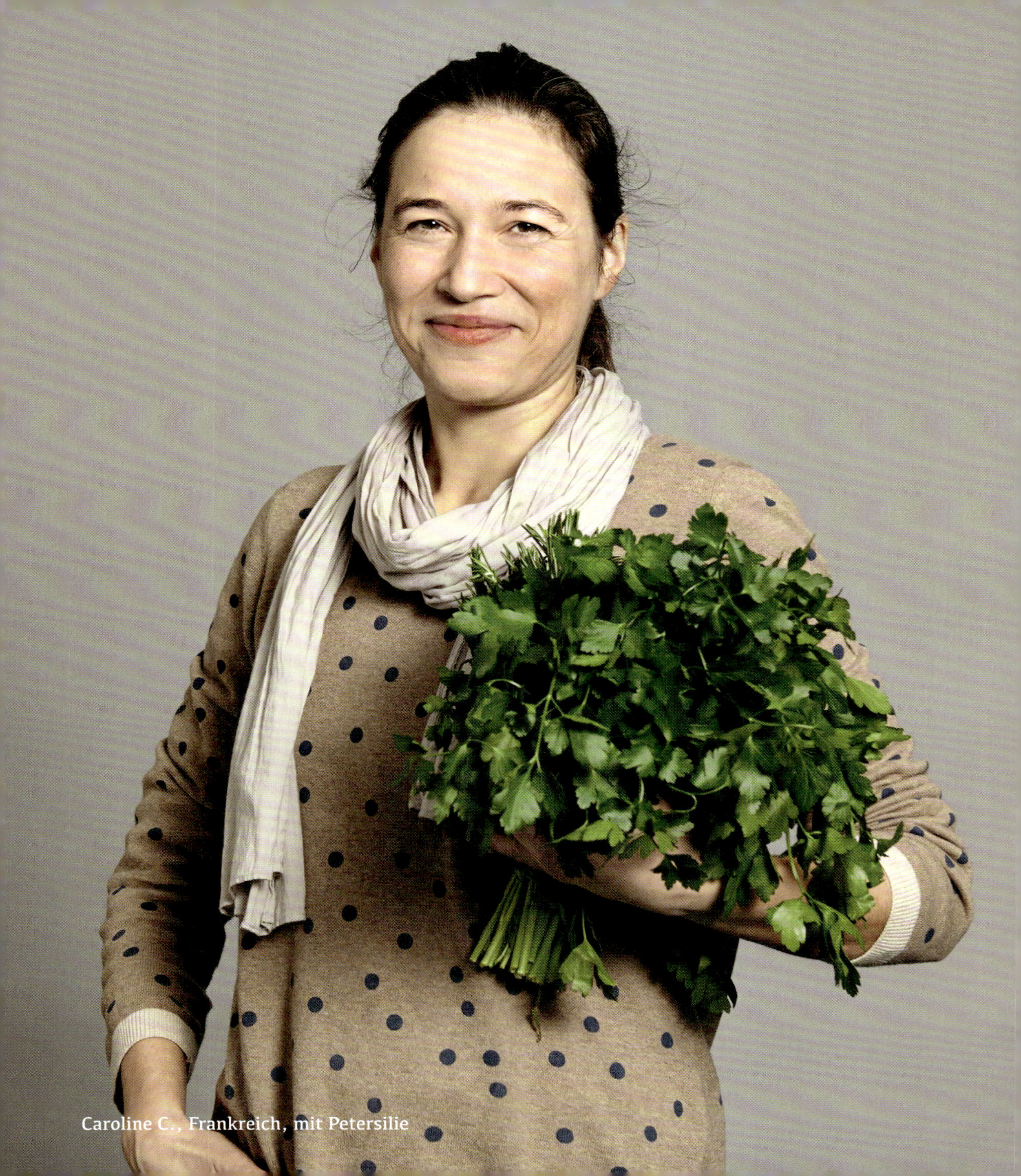

Caroline C., Frankreich, mit Petersilie

Wohltuende und heilsame Gewürze und Kräuter

Bouquet garni (Frankreich)

„In Frankreich verwenden wir oft Kräutersträußchen für Suppen."

Bei einem „Bouquet garni" handelt es sich um ein Kräutersträußchen, das zusammengebunden und mit den Gerichten gegart wird. Alternativ werden Kräuter in ein Baumwollsäckchen gefüllt. Traditionell gehören Petersilie, Thymian und Lorbeer zum Bouquet garni. Je nach Gericht werden weitere Kräuter mit verwendet, z. B. Basilikum, Lauch- oder Sellerieblätter, Kerbel, Estragon, Rosmarin, Bohnenkraut, Majoran, Salbei oder auch ein Stück Zitronenschale. Das Bouquet garni aromatisiert die Speisen und macht sie bekömmlicher. Außerdem kann man etwas Salz sparen.

Jedes Kraut hat seine eigene, spezifische Wirkung. So wird in der Heimat der Autorin Caroline Contentin El Masri Petersilie über jedes Gericht als Dekoration benutzt und kurz vor dem Essen dazu gegeben. Majoran wird über die Pizza gegeben und Salbei parfümiert die Creme aux oeufs, ein französisches Dessert.

Getrocknete Zitronen (Iran, Irak)

„Ich habe eine Hühnersuppe mit getrockneten Zitronen gekocht. Das war sehr gelungen!"

Getrocknete Zitronen werden in der internationalen, vor allem aber in der iranischen und irakischen Küche verwendet, dort heißen sie auch schwarze Zitronen. Sie können in iranischen Lebensmittelläden gekauft werden.

Wer die Zitronen selber herstellen möchte: Ungespritzte Bio-Zitronen an einen schattigen luftigen Platz in der Wohnung (nicht in die Sonne) legen und von Zeit zu Zeit wenden. Die Zitronen werden mit der Zeit hart und dunkelbraun. Man kann sie ganz oder als Stück verwenden oder die Schale pulverisieren. Und natürlich kann man auch diejenigen Bio-Zitronen verwenden, die im Obstkorb zu lange liegen und von alleine trocknen (wenn sie nicht schimmeln).

Alternativ können Bio-Zitronen gut gewaschen und dann geschält werden. Nur die Schale wird getrocknet und weiter verwendet. Mit Salz vermischt kann die pulverisierte Zitronenschale länger aufbewahrt werden. Gut schmeckt die pulverisierte Schale auch in Salatsoßen.

In der iranischen und irakischen Küche werden die schwarzen Zitronen in bestimmten Suppengerichten verwenden, z. B. in einer Fleischsuppe mit Kichererbsen und Zwiebeln. Im Iran heißt diese „Ab Gusht".

Rezept für Ab Gusht:

1 Dose Kichererbsen
500 g Lammfleisch (ohne Knochen gewogen, mit Fettrand, gerne Zickleinfleisch)
2 mittelgroße Zwiebeln, grob zerteilt
1 große Dose geschälte Tomaten
½–1 TL Safranfäden
2 Liter Brühe

Für die Gemüseeinlage:

3 Kartoffeln, festkochend
300 g grüne Bohnen
1 schwarze Zitrone
Salz, Pfeffer

Kichererbsen, Fleisch, Zwiebeln, Tomaten und Safran mit der Brühe in einem großen Topf 1–2 Stunden köcheln. Das Fleisch kleinschneiden.
Danach die Kartoffeln, grüne Bohnen, schwarze Zitrone (oder 1 frische Limette), Salz und Pfeffer aus der Mühle dazugeben und weiter kochen, bis alles weich ist. Man kann auch zusätzlich „Nachtigallenaugenbohnen" und 1 oder 2 Kohlrabi mitkochen.
Die Suppe wird mit einem dünnen flachen Brot (Lawasch) und frischen Kräutern serviert.

Das entsprechende irakische Gericht nennt sich Taschrib (das i wird lang gesprochen). Das Rezept unterscheidet sich von Ab Gusht dadurch, dass die Kichererbsen am Vorabend eingeweicht werden, keine geschälten Tomaten, sondern Tomatenmark, keine Kartoffeln und keine grüne Bohnen verwendet werden.

Rezept für Taschrib:
Zunächst wird das Fleisch (Beinscheiben mit Knochen) eine halbe Stunde gekocht, der Schaum muss abgeschöpft werden. Danach werden alle anderen Zutaten zugefügt, d. h. die eingeweichten Kichererbsen, die grob zerteilten Zwiebeln, Tomatenmark, 2 getrocknete Limonen, Salz und Pfeffer. Am Ende werden die Knochen herausgenommen und das Fleisch in Stücke zerteilt. Beim Anrichten bleibt alles stückig, gestampft wird im Irak nichts.
Die Suppe wird mit Brot gegessen, und zwar auf eine ganz besondere Art und Weise: Ein dünnes arabisches Brot wird in Stückchen gerissen und zuerst in den Suppenteller gelegt, darauf kommt dann die Suppe (mit Fleisch, Kichererbsen etc.). Die Limonen kann man durchlöchern und den flüssigen Inhalt herausdrücken.

Kümmel ins Kartoffelwasser (Deutschland)

„Meine Mutter tut immer einen Löffel Kümmel ins Kartoffelwasser."

Kümmel ist das Gewürz Nummer 1, wenn es darum geht, schwerverdauliche oder blähende Speisen bekömmlicher zu machen. Der Tipp, den Kümmel auch dem Kartoffelwasser beizufügen, ist eine gute Anregung für die Küche.

Kümmel gehört zu den ältesten Gewürzen, die hierzulande gefunden wurden – einige Samen finden sich in den Pfahlbauten am Bodensee, die bis zur Jungsteinzeit zurückdatiert werden.

Empfehlenswert ist Kümmel auch zu fettem Fleisch, Kohl oder im eher schwerverdaulichen Roggenbrot. Bekannt ist daneben eine Gewürzmischung für die bayerische Käsecreme Obadzda aus Romadur, Camembert, Butter, Paprika, Kümmel, Salz und Pfeffer.

Gelbwurz ins Nudelwasser (Deutschland)

„Etwas Gelbwurzpulver ins Nudelwasser – dann sehen die Nudeln noch etwas gelber aus!“

Ein „Schönheitstipp“ von einem bekannten Spitzenkoch ist die Prise Gelbwurz im Nudelwasser. Die Gelbwurz färbt die Nudeln etwas gelblich. Sicherlich eine gute Idee, denn auch in kleinen Spuren kommt das Gelbwurzpulver dem Organismus zu Gute. Gelbwurz (Kurkuma) ist auch bei Reisgerichten, Currys, Omelett etc. gut.

Zatar (Türkei)

„Mein Sohn hat einen Freiwilligendienst auf dem Land in der Türkei absolviert. Dort wurde Käse, Tomaten, Oliven, Gurken und Fladenbrot zum Frühstück gegessen. Dazu gibt es immer Zatar.“

Zatar ist der Name eines Heilkrautes, aber auch einer Gewürzmischung, die vor allem in Nordafrika, dem Nahen Osten, dem Libanon und Jordanien verwendet wird. Traditionelle Rezepte aus Palästina empfehlen, frisches Fladenbrot in Olivenöl und anschließend in die Gewürzmischung zu dippen. In anderen Rezepten wird Zatar gerne mit Olivenöl und Salz gemischt (1 Löffel Zatar, 2 Löffel Olivenöl). Mit diesem Kräuteröl wird zum Beispiel Fladenbrot (übrigens auch Croissant-Teig, das ist besonders lecker!) beträufelt, bevor es aufgebacken wird („Zatar-Bread“). Aber auch gebratenes Fleisch, Fisch, Geflügel oder Gemüse werden damit beträufelt.

Je nach Gegend werden unterschiedliche Pflanzen als Zatar bezeichnet, unter ihnen der arabische Majoran oder der arabische Oregano. Traditionell verwendet werden Gewürze, die hier weniger gebräuchlich sind, z. B. Gewürzsumach oder syrischer Ysop. Andere Rezepte nennen als Hauptzutat Thymian.

Zatar ist in türkischen Läden erhältlich. Möchte man es selbst mischen, so kann man das folgende Rezept nehmen.

Rezept für Zatar:
1 EL gerösteter Sesam (gemahlen oder nicht gemahlen) mit jeweils 2 EL Thymian, Majoran und Oregano und 1 TL Meersalz mischen.
Wenn möglich, wird etwas Gewürzsumach (erhältlich in türkischen Lebensmittelläden) untergemischt.

Gewürzmischung für jeden Tag (Bangladesh)

„Dadurch, dass wir so viele Gewürze verwenden, fördern wir die Verdauung. Ich selber mische Kurkuma, Korianderpulver, Cuminpulver, Chilipulver und Knoblauchpulver zu gleichen Teilen und verwende diese Mischung zum Kochen."

Kurkuma (Gelbwurz), Koriander, Cumin (Kreuzkümmel), Chili und Knoblauch (getrocknet) sind eine günstige Kombination von Gewürzen, die den Körper in vieler Hinsicht stärkt und schützt: Kurkuma ist besonders gut für Leber und Galle. Cumin, ein Gewürz, das ursprünglich aus dem östlichen Mittelmeerraum stammt, wirkt wärmend und verdauungsfördernd, es regt Speicheldrüsen-, Magensaft- und Gallensaftproduktion an, somit auch die Fettverdauung. Chili verleiht dem Essen die gewisse Schärfe und wirkt ebenfalls verdauungsanregend: Das Verdauungsfeuer wird angeheizt. Die Scharfstoffe des Chilis, vor allem das so genannte Capsaicin, wirken innerlich eingenommen verdauungsanregend, stoffwechselanregend und wärmend. Koriander, ebenfalls ein wichtiger Bestandteil vieler Gewürzmischungen, kann als Gegenspieler von Chili betrachtet werden: Nach ayurvedischer Vorstellung reduziert es das Verdauungsfeuer. Knoblauch schließlich ist ein echter Allrounder, er wirkt antibakteriell und schützt Herz und Kreislauf.

Anis, Fenchel und Kümmel nach dem Essen (Indien)

„In einem sehr guten indischen Restaurant, in dem ich war, wurde nach dem Essen ein Schälchen mit Anis-, Fenchel- und Kümmelsamen gereicht – um den Atem zu erfrischen, die Verdauung zu fördern und das Mahl zu beenden."

Anis, Fenchel und Kümmel wirken anregend auf die Verdauungsdrüsen. Bekannt sind diese drei Heilpflanzen als klassische Kombination für den Milchbildungstee bzw. den „Drei-Winde-Tee" beim Säugling, wenn er unter Blähungen und Bauchschmerzen leidet. Anis und Fenchel werden auch als Hustentee eingesetzt.

Das Kauen der Samen ist eine gesundheitsfördernde Gewohnheit aus der indischen Küche. Koriander wirkt verdauungsfördernd, insbesondere wird ihm eine günstige Wirkung auf die Bauchspeicheldrüse zugeschrieben. Da sich die ätherischen Öle in den Samen befinden, entfaltet sich ihre Wirkung beim Kauen hervorragend. Ihr Aroma entfalten die Samen besonders, wenn sie zuvor trocken in der Pfanne geröstet werden.

Rosenzucker (Irak) und Hibiskuszucker (Marokko)

„Sehr gut schmeckt Rosenzucker – auch ein schönes Geschenk!"

Rosenzucker sollte nur von duftenden Rosenblättern hergestellt werden. Wenn die Blütenblätter nicht duften, schmecken sie auch nicht. Für den Rosenzucker Rosenblütenblätter abzupfen, in Krepppapier für zwei bis drei Tage trocknen, dann im Mörser zerstoßen und mit Zucker und Vanillezucker mischen. In ein Schraubglas füllen und 1–2 Wochen stehen lassen, immer wieder schütteln. Es werden Blütenblätter von ungespritzten Rosen verwendet, für 400 g Zucker rechnet man eine Handvoll Rosenblätter. Unter Umständen kann man mit einem Tropfen ätherischem Rosenöl auf 200 g Zucker nachhelfen. Natürlich sollte der Rosenzucker nur als Süßigkeit genossen werden.

Einen intensiv rosafarbenen Zucker erhält man, wenn man getrocknete Hibiskusblüten mahlt und mit Zucker mischt. Der Zucker schmeckt dann leicht fruchtig und sieht sehr hübsch aus.

Energiespendende und erfrischende Getränke

Energietee mit Datteln, Rosinen und Kokoschips (Saudi-Arabien)

Der Energietee wurde nach einer Teemischung, die eine der Autorinnen auf dem Karneval der Kulturen in Berlin kaufte, gemischt. Im arabischen Raum dient der Tee als Energiespender für die Zeit des Ramadans, doch auch hierzulande kann man ihn als besonders nährreiches Getränk empfehlen. Die Anregung, zum Süßen einige Dattelstückchen in den Tee zu geben, lässt sich sehr gut auf andere Tees übertragen.

Rezept für Energietee:

2–3 kleingeschnittene Datteln
1 EL Rosinen
1 EL Kokoschips
¼ TL Zimt
2 Scheiben Ingwer
Kardamom (1 zerdrückte Kapsel oder Pulver nach Geschmack)
½ Liter Wasser
¼ Liter Milch

Gewürze mit Wasser aufkochen, 5 Minuten ziehen lassen, Milch dazugeben, nochmals kurz aufkochen, abseihen.
Bei Milchunverträglichkeit kann die Milch weggelassen oder durch Mandel-, Hafer- oder Reismilch ersetzt werden.

Hibiskustee im Sommer (Marokko)

„Karkade trinken wir so gerne!“

Karkade (auch: Carcadeh) ist eine andere Bezeichnung für Hibiskus. Gemeint sind damit die Hibiskus-Blüten, die dem Tee eine intensive rote Farbe geben und sehr erfrischend sind. Der Tee wird kalt getrunken und gerne gemischt, z. B. mit Hagebutten, Äpfeln und Gewürzen oder mit Rooibostee. Besonders geeignet ist Karkade, wenn es warm ist. Magenempfindliche sollten darauf achten, ob ihnen die Fruchtsäure bekommt und den Tee gegebenenfalls mischen. Hibiskus hat eine mild blutdrucksenkende Wirkung. Auch interessant: Kinder im Senegal kaufen sich in Plastiktüten tiefgefrorene Hibiskusblüten als leckere und preiswerte Erfrischungen.

Ingwertee zum Abnehmen (Syrien)

„Ich nehme Ingwer mit Zitrone. Dafür schneidet man den Ingwer mit der Schale, gibt etwas Zitrone zu und lässt ihn vom Abend bis zum Morgen in Wasser ziehen. Wenn man das 30 Tage hintereinander einnimmt, nimmt man ab.“

Heute ist Ingwer aus dem europäischen Kulturraum nicht mehr wegzudenken. Er gilt in der indischen und chinesischen traditionellen Medizin als wärmend und öffnend, regt das „Verdauungsfeuer“ an und „öffnet die Kanäle“, d. h., er regt den Stoffwechsel an. Ingwer wird innerlich als Gewürz oder Heilmittel eingesetzt, man kann ihn aber auch einem Fußbad zusetzen (kalte Füße oder Erkältungen) oder für eine Auflage nutzen.

In Asien gibt es viele verschiedene Arten von Ingwer. Bei der Empfehlung einer Workshop-Teilnehmerin, den Ingwer ungeschält zu verwenden, sollte man bedenken, dass auch Ingwer vielfach chemisch behandelt wird. Daher Bioqualität verwenden, Ingwer sehr heiß waschen – oder schälen.

Generell gilt: Der Tee wird desto schärfer, je mehr Ingwer verwendet wird, je kleiner die Wurzel geschnitten wird und je länger sie im Tee zieht. Schärfer wird der Tee auch, wenn die Ingwerwurzel im Wasser mitkocht. So kann man individuell dosieren.

Für den häufigen Gebrauch kann man eine Ingwerscheibe aufgießen, auch mehrfach, so wie in der Empfehlung beschrieben.

Intensivere Varianten sollten verwendet werden, wenn man gezielt Hitze erzeugen will, also bei einer Erkältung, bei kalten Füßen, im Winter oder, um bei einer Fastenkur die Verbrennung anzukurbeln und gezielt den Stoffwechsel für eine gewisse Zeit anzuregen.

Teezubereitung:
Pro große Tasse ein daumennagelgroßes Stück Ingwerwurzel schälen und klein schneiden. Mit kochendem Wasser übergießen, 5–10 Minuten zugedeckt ziehen lassen, abseihen. Der Tee kann mit Zitronensaft oder Limettensaft und etwas Honig angeboten werden.

Eine sehr schmackhafte Variante ist die Zubereitung von Ingwertee mit frischen Minzblättern, Limettenscheiben (ungespritzt) und Honig, dann allerdings eher weniger zum Abnehmen, sondern als Getränk, das warm oder abgekühlt genossen werden kann. Die Ingwerstückchen aus dem Tee können – und das ist besonders gut bei Entzündungen im Nasen-Rachenraum – anschließend gekaut werden. Ein erwärmendes Gefühl in den Nasenhöhlen ist die Folge.

Apfelessig-Honigtrunk (USA)

„Jeden Tag ein Glas Wasser mit 1 Schuss Apfelessig und 1 Teelöffel Honig trinken."

Apfelessig stellt ein einfaches und billiges Heilmittel dar, das eine Vielzahl von Mineralstoffen und Vitaminen enthält (vor allem Kalium, aber auch Natrium, Kalzium, Fluor, Magnesium, Phosphor und Silicium, Vitamin C, Betacarotin, Vitamin A und B-Vitamine), die sich gegenseitig gut kombinieren, regulierend und stärkend auf den Organismus wirken.

Die innerliche Einnahme von Essig bzw. Obstessig wurde insbesondere von dem Vermonter Arzt Dr. Jarvis (1881–1966) wieder entdeckt, der in der täglichen Einnahme eines einfachen Getränkes aus gutem Apfelessig, gutem Honig und Wasser eine wichtige Vorbeugungsmaßnahme gegen die verschiedensten Beschwerden sah.

Das Trinken von Apfelessig geht auf eine lange Tradition zurück: Die Phönizier tranken einen milden Apfelessig, die Ägypter ein Essiggetränk aus rötlicher Gerste. Die Griechen gaben Essig stark verdünnt Fiebernden zum Trinken. Auch die Römer stellten aus Trauben, Feigen oder einer bestimmten Gerstenart Essig her. Täglich tranken die römischen Legionäre ein als Posca bezeichnetes Essig-Wassergemisch.

Ausgesprochen beliebt war der Essig im Mittelalter. Die verschiedenen Wein- und Obstessige wurden mit Kräutern und Gewürzen, Blüten, Knospen und Früchten angereichert. Die verbreitete Anwendung des Essigs als Konservierungs- und damit auch als Desinfektionsmittel zeigt eine Geschichte aus dem mittelalterlichen Marseille, nach der sich vier Räuber vor der Ansteckung gegen die dort wütende Pest mit einer Essig-Rezeptur schützten. Diese Kräuteressig-Zubereitung wurde als „Vierräuber-Essig" bezeichnet. Einem der Räuber, welche die an der Pest Verstorbenen plünderten, soll bei der Gefangennahme das Leben geschenkt worden sein, da er das Rezept des Essigs verriet.

Verdünnter Apfelessig bei Darmträgheit (Russland)

„Morgens auf nüchternen Magen 1 Glas warmes Wasser trinken, dem man 2 TL Apfelessig zugibt."

Warmes Wasser auf nüchternen Magen zu trinken, wirkt bereits verdauungsfördernd und ist ein bekanntes und weltweit eingesetztes Hausmittel bei Verstopfung. Der Apfelessig unterstützt den verdauungsfördernden Effekt.

Wasser mit Zitronensaft für die Leber (weltweit)

Die Leber wird durch Säure in ihrer Funktion angeregt, zum Beispiel durch Zitronensaft. Wer also seine Leber unterstützen möchte, der sollte einmal täglich (am besten morgens) ein Glas Wasser mit dem Saft einer halben Zitrone trinken.

Der Ayurveda kennt ein ähnliches, etwas milderes Rezept, das die Anwendung von heißem Wasser mit Zitronensaft und Honig verbindet. Einmal täglich 1 Glas heißes Wasser mit 1 TL Honig und 1 TL Zitronensaft trinken. Nebenwirkungen sind keine bekannt. Es sollten nicht unmittelbar danach die Zähne geputzt werden (dies gilt für alle Fruchtsäuren).

Den Körper morgens mit einem Glas heißen Wasser begrüßen (China und Indien)

In China ist es üblich, morgens als erstes ein Glas heißes Wasser zu trinken. In Indien rät man, morgens ein Glas heißes, abgekochtes Wasser zu trinken.

Heißes Wasser am Morgen übt auf den Magen-Darmtrakt einen anregenden Reiz aus und fördert so Verdauung und Ausscheidung. Ein einfaches Mittel, um zu entgiften und die Verdauung in Gang zu bringen. Ob das Wasser abgekocht sein sollte, darüber gibt es verschiedene Informationen. Uns erscheint dies durchaus sinnvoll: Zum einen (gerade in anderen Ländern) aus hygienischen Gründen. Zum anderen wird davon berichtet, dass das Wasser durch das Aufkochen seine Struktur verändert – die Lehre vom Wasser ist ein viel diskutiertes Thema in der Naturheilkunde.

Die Empfehlung, morgens nüchtern Wasser zu trinken, gibt es in vielen Varianten: als frisch gekochtes Wasser, lange gekochtes Wasser (Ayurveda), am Vorabend abgekochtes, abgestandenes Wasser (tibetische Medizin).

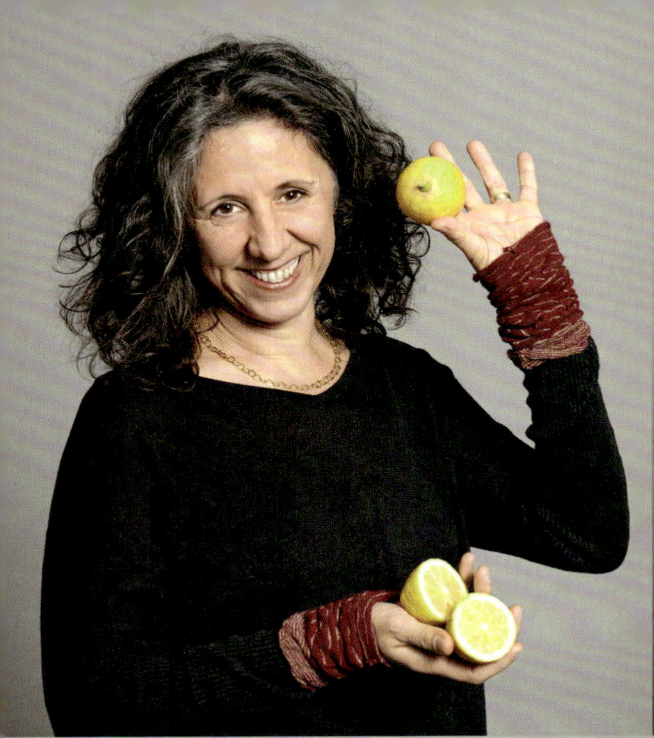

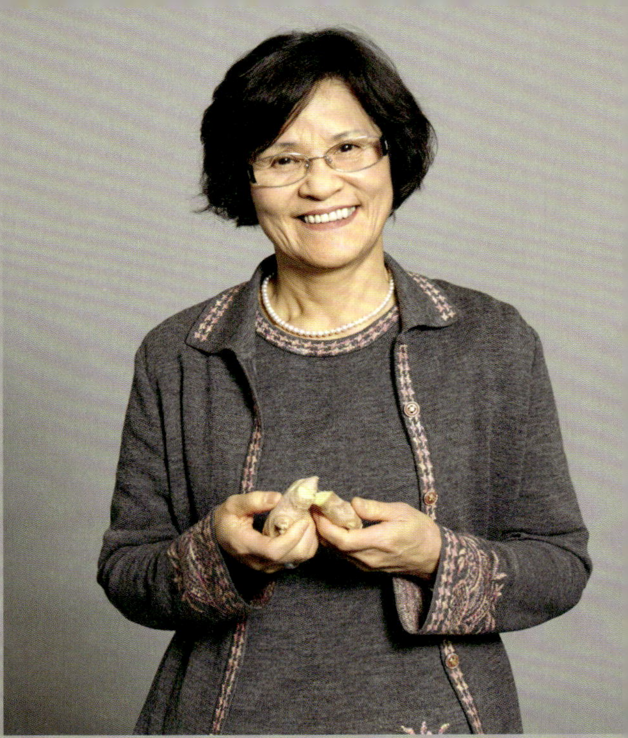

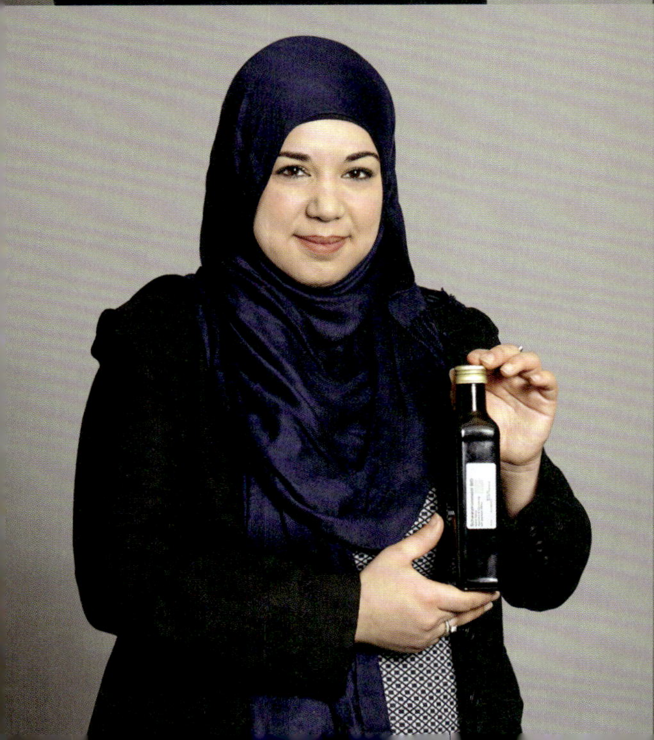

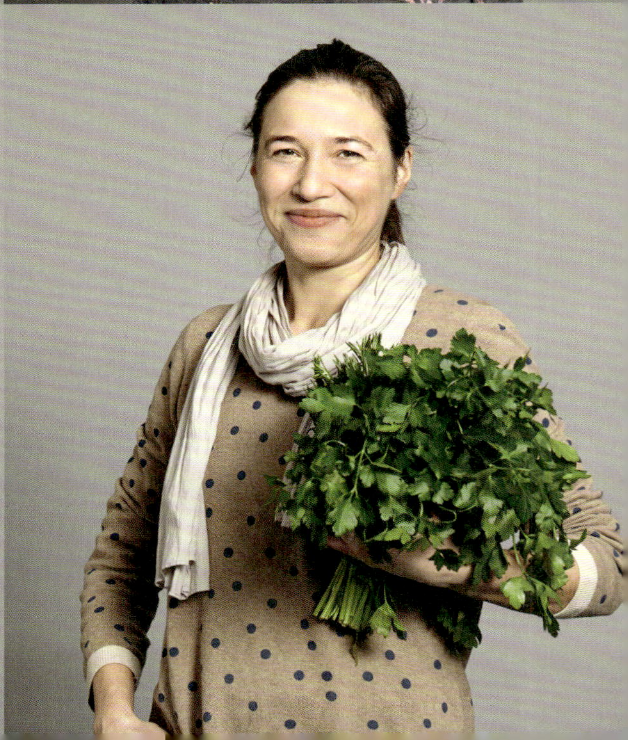

Hausmittel für jede Gelegenheit

Allgemeine Gesundheitspflege

Ölziehen (Ukraine)

„Morgens auf nüchternen Magen 1 TL bis 1 EL Sonnenblumenöl mit geschlossenem Mund durch die Zähne ziehen, für ca. 5–15 Minuten. Danach ausspucken und den Mund gründlich reinigen. Das beugt Erkältungen vor.“

Die Ölziehkur wurde 1993 in Deutschland durch Carstens-Stiftung : Natur und Medizin bekannt gemacht, indem der Aufsatz eines ukrainischen Arztes veröffentlicht wurde. Rückmeldungen von Anwendern ergaben vor allem eine infektvorbeugende Wirkung im Hinblick auf Infekte der oberen Atemwege und eine Besserung von Entzündungen im Mund-Rachenraum. Vermutlich bindet das Öl zunächst fettlösliche Gifte, später dann, wenn es durch das „Ziehen“ emulgiert ist, auch wasserlösliche Substanzen.

Eine derartige Reinigung und Entgiftung des Mundraumes, einer wichtigen Eintrittspforte für Erreger, wird in der ayurvedischen Medizin mit Sesamöl durchgeführt.

Ölziehen mit Sesamöl:
Beim Ölziehen mit Sesamöl wird im besten Fall „gereiftes“ Öl verwendet. Dafür wird Sesamöl auf 110 °C erwärmt. Um diese Temperatur abzupassen, gibt man 2–3 Tropfen Wasser in das Öl. Bei etwa 100 °C zerplatzen die Wassertropfen. Das Öl wird dann abgekühlt und lichtgeschützt aufbewahrt. Es soll leicht in die Haut einziehen. Die Anwendung selbst wird wie im Zitat durchgeführt.

Warme Hände und Füße mit Rapsölmassage (Bangladesh)

„Wir verwenden Rapsöl als Massageöl zur Entspannung für das Baby und gegen eine Erkältung vor der Dusche. Und wir massieren Hände und Füße mit dem warmen Öl, wenn sie kalt sind. Vor allem bei alten Leuten.“

Alten Menschen Hände und Füße mit warmem Öl einzureiben, ist ein schönes Ritual. Nach Vorstellung der indischen, aber auch der chinesischen und der europäischen traditionellen Medizin sind nicht nur die Wintermonate, sondern auch der „Lebenswinter“ durch Kälte und Feuchtigkeit geprägt. Hier gilt es, Wärme zuzuführen, durch warme Suppen, warme Tees, warme Socken, Bettjacken oder eben eine warme Ölmassage. Für die Anwendung, Hände und Füße mit warmem Öl einzureiben, sprechen dabei mehrere Argumente: Das Öl an sich wärmt und legt einen schützenden Film, eine Art „Hülle“ um den Körper. Die Massage verstärkt die Durchblutung. Und die Zuwendung tut gut.

Ein Schönheitstipp aus Bangladesh: Vor dem Duschen den Körper und die Haare mit Rapsöl einmassieren.

Sauna (Russland)

„Meine Eltern kamen aus Lettland und aus Russland. In Russland gibt es die Banya, die Sauna: Dort peitscht man sich sogar mit Zweigen. Als Kinder haben wir auch immer Banya gemacht."

Ohne Zweifel ist die Sauna gut für die Gesundheit. In Russland und in Finnland gehört sie zum Alltag und zur Lebenskultur. In Deutschland hielt die Sauna Einzug, als das finnische Team während der olympischen Spiele 1936 in Berlin den Einbau einer Sauna im olympischen Dorf verlangte.

Die Temperatur in der Sauna beträgt in der Regel um die 90 °C an der Decke und ca. 40 °C am Boden. Die Sauna sollte beim Betreten „reif" sein, d. h. Wände, Decken und Sitzflächen sollten bereits voll durchgewärmt sein und können so die entscheidende Strahlungswärme abgeben.

Die Wirkung der Sauna beruht auf einem Wechselreiz: Zunächst wird der Körper durch die heiße Luft erhitzt, anschließend mittels kalter Luft, kalten Güssen und Tauchbad abgekühlt.

Saunabaden ist wissenschaftlich gut untersucht: Das Herz-Kreislaufsystem wird trainiert, das vegetative („unwillkürliche") Nervensystem angeregt und reguliert, Puls und Blutdruck werden langfristig gesenkt. Durch die Steigerung der Haut- und Schleimhautdurchblutung und anderer Wirkungen wird das Immunsystem gestärkt und gehäuften Infektionen vorgebeugt („Abhärtung"). Muskeln und Gelenke werden entspannt, die Atmung wird angeregt, und sogar die Beschwerden von Asthmatikern werden gelindert.

Wenn man einen regelrecht medizinischen Effekt erreichen will, so ist der regelmäßige Besuch der Sauna für die Wirksamkeit entscheidend: Regelmäßig bedeutet zwei Saunagänge alle ein bis zwei Wochen über mehrere Monate.

Regeln für den Saunabesuch:

- Gehen Sie nur infektfrei in die Sauna. Vor der Sauna sollten sie nichts essen, auch der Darm und die Blase sollten entleert sein.
- **Achtung:** Herz-Kreislaufkranke sollten besonders vorsichtig sein und vor allem darauf achten, dass keine zu starke Belastung für den Kreislauf ent-

steht: d. h. keine großen Temperaturschwankungen (Wechsel heiß – kalt), keine hohen Temperaturen und zu lange Verweildauer.

- Patienten mit chronischen Erkrankungen, insbesondere Herzerkrankungen, sollten vorher ihren Arzt befragen.
- Bei Venenleiden sollten die betroffenen Areale mit feuchten Tüchern bedeckt werden.
- Beachten Sie bitte die Regeln für die Saunagänge selbst, die in jeder Sauna aushängen.

Besonders angenehm ist das Hamam, das Dampfbad. Es findet sich im arabischen, iranischen und türkischen Raum und ist ein wichtiger Bestandteil der islamischen Bade- und Körperkultur. Das Hamam ist ein öffentliches Bad, es dient damit auch der Kommunikation und Begegnung.

Als erstes Hamam in Deutschland wurde das Hamam in der Schokofabrik in Berlin-Kreuzberg, einem Frauenprojekt, 1988 gegründet.

Volkstanzen gegen Rückenschmerzen (Lettland)

„Bei uns im Lettland haben wir diese Probleme mit dem Rücken nicht so oft, weil wir Volkstanz haben!“

Tanzen ist ein hervorragender Sport, um sich zu bewegen, Gleichgewicht und Koordination zu üben. Es macht Freude, man tanzt mit anderen gemeinsam, gerade beim Volkstanz, kommt so „unters Volk“. Die Musik hebt die Stimmung. Tanzen kann man in jedem Alter und in jedem Gesundheitszustand. Neben den Paartänzen gibt es Kreistänze, freie Tänze, meditative Tänze. Für ältere Menschen, die nicht mehr gut zu Fuß sind, werden auch Tänze im Sitzen angeboten.

Heiße Schokolade für die Seele (Mittelamerika)

„Der Xocolatl war das Getränk der einheimischen Götter, schon bei den Mayas und später bei den Azteken."

Die Kakaobohne wurde das erste Mal in Mittelamerika gefunden. Eine heiße Schokolade ist ein nährendes, wärmendes Getränk – und zudem ein echter Seelentröster. Kakaobohnen enthalten in rohem Zustand viele Vitamine, Mineralstoffe, Antixoidanzien, Ballaststoffe und ungesättigte Fettsäuren. Daher ist es klug, Kakao möglichst roh zu verwenden – ob als Kakaonibs oder wenig bearbeitetes Kakaopulver.

Rezept für heiße Schokolade:
Für eine Schokolade als warmes, nährendes Getränk für zwei Tassen oder einen großen Becher 50 g Zartbitterschokolade (vorher klein hacken) unter Rühren in 200 ml Vollmilch schmelzen. Wenn die Schokolade geschmolzen ist, eine Messerspitze gemahlener Vanille dazugeben, leicht köcheln lassen. Mit einem Schneebesen vor dem Servieren aufschlagen. Wer mag, kann noch etwas Chili zugeben.

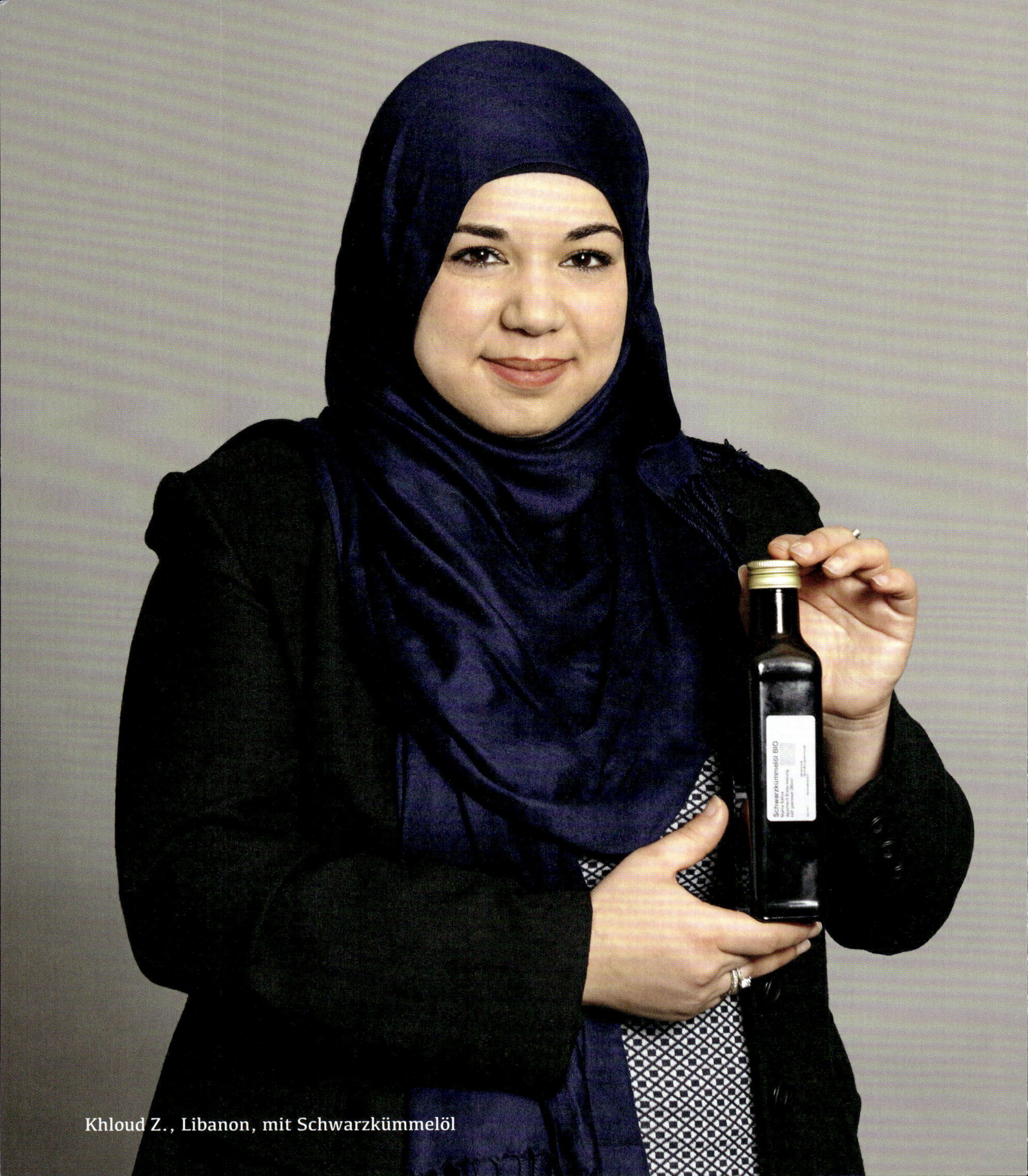

Khloud Z., Libanon, mit Schwarzkümmelöl

Schwarzkümmelöl als Allroundmittel (Libanon)

„Bei uns sagt man: Schwarzkümmel hilft gegen alles außer den Tod, innerlich oder äußerlich."

Khloud Zaher-Iraqi, die in Berlin als Heilpraktikerin arbeitet und einen Kräuterladen führt, berichtete von den vielfältigen Anwendungen des Schwarzkümmelöls: „Bei uns sagt man: Schwarzkümmel hilft gegen alles außer den Tod, innerlich oder äußerlich. Es gibt viele Anwendungen für das Öl: wenn man dunkle Flecken hat am Körper, kleine Pigmentstörungen nach einer Wunde, Pickel oder Narben, dann kann man das Schwarzkümmelöl direkt auftragen. Bei Haarausfall kann man es auf die Haare geben, direkt auf die Kopfhaut. Man massiert das Öl richtig schön ein, lässt es dann 6 Stunden einwirken. Wenn ich das Öl selber benutze, binde ich mein Haar mit einer Spange zusammen und wickle ein Baumwolltuch um den Kopf. Bei Kopfschmerzen gießt man das Schwarzkümmelöl auf das 7. Chakra oben auf dem Kopf. Bei Schilddrüsenunterfunktion kann man es jeden Abend äußerlich auf die Schilddrüse geben, das neutralisiert und harmonisiert.

Man kann das Öl auch innerlich einnehmen, zum Beispiel bei Neurodermitis. Bei Heuschnupfen nimmt man Schwarzkümmelöl im Frühjahr ein, das stärkt das Immunsystem, auch in die Nase kann man 2–3 Tropfen geben.

Kleinkinder sollten kein Öl einnehmen, erst ab zwei oder drei Jahren. Kleinkinder bekommen eher Mandelöl. Äußerlich kann man es jedoch schon einsetzen, z. B. bei Kleinkindern, die Husten oder Asthma haben, dann massiert man das Öl direkt auf die Lungen ein.

Auch im Essen kann man Schwarzkümmelöl einsetzten. Dafür die Samen ganz leicht mörsern, zu Joghurt und Käse, auf das Brot oder über Gemüsepfannen. Erwachsene sollten täglich 2–3 TL pur einnehmen, auf kalte Speisen. Wenn man Kraft aufbauen will, nimmt man es vor dem Essen ein. Man kann auch abends vor dem Schlafengehen noch 1 EL einnehmen, das stärkt den Darm."

Sheabutter bei Müdigkeit (Burkina Faso)

„Ich komme aus Westafrika, Burkina Faso. Wenn ich müde und erschöpft bin, dann reibe ich den ganzen Körper mit Sheabutter ein, lasse das 15 Minuten einwirken. Dann dusche ich heiß und gehe gleich ins Bett. Normalerweise mache ich das einmal pro Woche. Aber wenn ich müde bin, mache ich es jeden Tag. In Afrika nehmen wir ein Stück Sheabutter, das ist weich und schmilzt schnell. Hier in Deutschland ist es kälter. Man kann die Sheabutter etwas warm stellen, damit sie ein bisschen wie eine Creme ist.“

Eine für Westeuropäer zunächst ungewöhnliche Empfehlung, den Körper durch eine Ganzkörpereinreibung und eine warme Dusche zu stärken. Hierzulande würde man vielleicht eher eine Tasse Kaffee trinken! Auffällig ist jedoch, dass in anderen Kulturen körperliche Einreibungen bei den unterschiedlichsten Beschwerden zum Einsatz kommen – besonders auffällig ist dies im indischen Ayurveda, der auch psychische Erkrankungen mit Ölanwendungen behandelt.

Noch ein praktischer Tipp: Lassen Sie die Sheabutter für eine gewisse Zeit einziehen. Duscht man direkt nach dem Eincremen, so hinterlässt dies in der Dusche einen fettigen Film. Duschen Sie die Duschwanne mit heißem Wasser aus, bevor die Sheabutter wieder fest wird.

Wer gerade keine Sheabutter zur Hand hat, kann die Massage auch mit einem Öl durchführen und damit den Körper anregen und kräftigen.

Hilfe für die Schwangerschaft und Babyzeit

Fenchelteekur im Wochenbett (Syrien)

„Nach der Geburt gibt man bei uns der Mutter Fencheltee, für 40 Tage. Das beruhigt!"

Fencheltee ist der wohl mildeste Tee, den es gibt. Die Samen enthalten vor allem ätherisches Öl mit den beiden Bestandteilen Trans-Anethol (auch im Anis und Sternanis) und Fenchon. Fenchel fördert die Verdauung, wirkt sekretlösend, krampflösend, appetitanregend und steigert die Magensaftsekretion. Gleichzeitig wird Fenchel auch als Tee bei verschleimtem Husten gegeben, um den Schleim zu lösen und mild zu entkrampfen.

Während hierzulande auf Fencheltee „bei Bedarf", das heißt bei Milchbildungsstörungen oder Bauchschmerzen des Säuglings, zurückgegriffen wird, gibt die Empfehlung aus Syrien einen klugen Ritus wieder, der diesen Problemen vorbeugt.

Teezubereitung:
1 flachen TL angestoßene Fenchelsamen mit 1 Tasse kochendem Wasser (ca. 150 ml) übergießen und bedeckt 5–10 Minuten ziehen lassen, abseihen. Mehrmals täglich eine Tasse trinken.

Fenchel und Kümmel im Wochenbett (Iran)

„Wir geben den Frauen, die gerade ein Baby bekommen haben, viel Fenchel und Kümmel. Als Gewürze im Essen oder einfach auf ein Butterbrot gestreut."

In einer weiteren Empfehlung werden Kümmel und Fenchel nicht als Tee verwendet, sondern einfach als Gewürz. Eine gute Tradition, die die Milch fließen lässt, den Babys bei der Verdauung hilft und Beschwerden vorbeugt.

Allheilmittel Muttermilch (weltweit)

„Muttermilch ist gut für alles." (Syrien)

„Meine Hebamme hat mir gesagt, ich soll Muttermilch direkt auf den Popo spritzen und trocknen lassen, wenn er wund ist." (Deutschland)

Muttermilch ist ein echtes Allroundmittel, insbesondere für Beschwerden von Mutter und Kind, so z. B. auch bei wunden Brustwarzen der Mutter. Besprechen Sie die Anwendung bitte zunächst mit der Hebamme.

Eine Teilnehmerin berichtete sogar von einer Wirkung auf die Haut ihres älteren Sohnes: „Als mein Sohn mit einer infektiösen Hauterkrankung von einer Reise wiederkam, haben wir Muttermilch – meine Tochter hatte gerade ein kleines Baby – darauf gegeben. Und es ist geheilt."

Wichtig: Muttermilch aus hygienischen Gründen direkt aus der Brust verwenden.

Sheabutter für Babymassage und bei Schreibabys (Burkina Faso)

„Wir massieren kleine Babys regelmäßig mit Sheabutter. Das ist gut, wenn sie schreien. Das Kind mag das und schläft gut. Dafür einmal den ganzen Körper einmassieren und dann mit warmem Wasser duschen. Bei meinem ersten Kind ist meine Mutter nach der Geburt nach Deutschland gekommen und hat mir gezeigt, wie man das mit der Sheabutter macht. In Afrika nehmen wir einfach ein Stück Sheabutter, weil es bei uns heißer ist. Hier kann man die Sheabutter auch etwas warm stellen, dann wird sie weicher."

Sheabutter ist besonders hautverträglich und wirkt gut rückfettend. In Westafrika werden die Babys regelmäßig jeden Tag eingecremt und massiert. Dabei handelt es sich um eine kräftige Massage. Interessant ist die Anwendung bei Schreibabys. Zuwendung, Körperkontakt, Massage, Lockerung der Muskeln, Durchblutung, Hautpflege und Wärme kommen hier zusammen – eine schöne Empfehlung!

Fiebersenkende Heilmittel

Hibiskustee (Ägypten)

„Wir trinken bei Fieber lauwarmen Hibiskustee."

Hibiskustee, auch als Malventee (oder Karkade, Carcadeh) bezeichnet, ist hierzulande lediglich als erfrischender Sommertee bekannt und wurde in diesem Buch bereits als Getränk bei Hitze empfohlen. Interessant ist die Empfehlung, den Tee bei grippalen Infekten lauwarm zu trinken. Das lässt sich damit erklären, dass ein kaltes Getränk eher wieder einen Hitzereiz auslöst (Gegensteuerung) und den Kreislauf belastet. Gesüßt wird mit Sirup aus Hibiskusblüten.

Teezubereitung:
1 flachen TL Hibiskusblüten mit 1 Tasse kochendem Wasser (ca. 150 ml) übergießen und bedeckt 5–10 Minuten ziehen lassen, abseihen und abkühlen lassen. Mehrmals täglich eine Tasse trinken. Bereitet man größere Mengen zu, werden anteilig weniger Hibiskusblüten verwendet (ca. 5 TL auf einen Liter Wasser). Hibiskusblätter können sehr gut gemischt werden, dann wird die Menge entsprechend angepasst.

Im zentralafrikanischen Tschad kocht man bei Husten, Heiserkeit und Schnupfen einen Tee, der Hibiskusblüten, Nelken, Ingwer, Zimtstangen und Honig enthält.

Wassermelone (Iran)

„Ein Rezept von meiner Mutter. Und die hat es von ihrer Mutter. Wenn wir als Kinder Fieber hatten, hat meine Mutter uns Wassermelone zu essen gegeben, kleingeschnitten, auch bei Scharlach oder Hautausschlägen. Sie hat dabei nicht nur das rote Fruchtfleisch gegeben, sondern auch das weiße Fleisch bis zu Schale abgekratzt, das war dann bitter. Wir haben es gekaut und dann wieder ausgespuckt. Für die kleinen Kinder, die nicht

essen wollten, gab es Wassermelonensaft, dafür wurde das rote Fruchtfleisch durch ein Sieb gepresst."

Wassermelone ist erfrischend und sehr wasserhaltig, was bei Fieber den Flüssigkeitsverlust ausgleicht. Die Bitterstoffe in dem weißen Fruchtfleisch wirken tonisierend.

Essigpatscherl (Österreich)

„Essigpatscherl senken das Fieber gut. Voraussetzung ist ein warmer Körper."

Essigpatscherl sind Wadenwickel mit Wasser mit einem Schuss Essig. Wichtig ist, dass die Beine und auch die Hände warm sind.

Die Verwendung von Essig, um Fieber zu senken, ist weit verbreitet. Überliefert ist eine deutlich stärkere Variante aus Rumänien, bei der Socken, die für ein paar Stunden in Essig getränkt wurden, getragen werden. Dies geht allerdings nur bei entsprechender Hautverträglichkeit. Sollte die Anwendung unangenehm werden, müssen die Socken ausgezogen und die Füße gewaschen werden. Ratsam scheint zudem, zunächst einmal Essig und Wasser im Verhältnis 1:1 zu mischen, um die Wirkung zu testen.

Anleitung Wadenwickel:
In eine Schüssel mit Essigwasser, dessen Temperatur kurz unter Körpertemperatur liegt (also nicht kalt!) zwei Leinentücher (sind für Wickel besonders geeignet und wirken ebenfalls leicht kühlend durch den Stoff) tauchen und diese mit Wasser tränken. Leicht auswringen, dann um die Unterschenkel von der Kniekehle bis zum Fußgelenk wickeln. Zwei Frottierhandtücher darum wickeln. Wickel etwa 8–10 Minuten wirken lassen. In frischem Wasser auswaschen, erneut im Essigwasser tränken. Das Ganze mehrfach wiederholen.
Wenn es dem Patienten angenehm ist, zudecken. Sollten die Füße kalt werden, die Anwendung abbrechen. Die Körpertemperatur darf nicht zu schnell sinken, 0,5–1 °C reichen.

Stärkende Rezepte bei Erkältungen

Hühnersuppe (weltweit)

„Als ich als Kind einmal sehr krank war, hat meine Großmutter Hühnersuppe gekocht und mir die Brühe löffelchenweise eingeflößt."

Ein klassischer Tipp bei Erkältungen und Infekten: eine Hühnersuppe, bei der ein ganzes, ausgenommenes Suppenhuhn mit Gemüse und Gewürzen gekocht wird. Nach der Arbeit einer Forschergruppe aus Nevada hat Hühnersuppe einen positiven Einfluss auf eine bestimmte Untergruppe der weißen Blutkörperchen (Immunsystem). Sie fand heraus, dass der beobachtete Effekt bei Fertigsuppen wesentlich schwächer war und „Grandma's soup", bestehend aus einem Suppenhuhn, Salz, Pfeffer, Lorbeer, Möhren, Porree, Sellerie, Brokkoli und Nudeln, besonders gut abschnitt.

Warme „Kraftsuppen" sind vor allem in China verbreitet. Auch in der Schwangerschaft werden lange gekochte Hühnersuppen empfohlen. Dazu Dr. Thomas Rampp von der Klinik für Naturheilkunde und Integrative Medizin in Essen: „In jedem Haushalt in China köchelt auf dem Herd eine Suppe. Die Vorstellung der Chinesen ist dabei, dass sich durch die lange Kochzeit der Suppen das Qi, die Energie, vermehrt und somit ihr Genuss auch unsere Lebensenergie stärkt." Welche Suppe bei welcher Erkrankung gegessen werden sollte, wird differenziert betrachtet und jedem Fleisch eine bestimmte Qualität und Wirkung zugeschrieben – so wie auch bei uns die Knochenbrühe oder Rinderkraftbrühe vor allem bei Erschöpfungszuständen eingesetzt wird, die Hühnerbrühe bei Erkältungskrankheiten. Wichtig in der Traditionellen Chinesischen Medizin ist die lange Kochzeit, wenn die Suppe einen stärkenden Effekt haben soll: „Am besten sind 10–12 Stunden!"

Aus westlicher Sicht kann dieser Einsatz bestätigt werden: Hühnerfleisch ist zinkhaltig – und Zink unterstützt das körpereigene Abwehrsystem.

Rezept für wärmende Hühnersuppe:
Kochen Sie eine Hühnersuppe nach bekanntem Rezept. Geben Sie „erwärmende" Kräuter wie Thymian (antibakteriell), Rosmarin (kreislaufanregend),

Bohnenkraut (verdauungsfördernd), Majoran (erwärmend) und Liebstöckel (harntreibend) zu, die zusätzlich den Stoffwechsel, die Verdauung, den Kreislauf und den Flüssigkeitshaushalt ankurbeln.

Exotische Kraftbrühe:
1 frisches Huhn
300–500 g Möhren
1–2 Stangen Porree
300–500 g Sellerie
1 Bund Petersilie
1 Handvoll ganze Walnüsse
1–2 Süßkartoffeln
3–4 Tomaten

Das Huhn mit grob zerkleinertem Gemüse und den ganzen Walnüssen in 5–10 Litern Wasser zum Kochen bringen, dann mehrere Stunden köcheln lassen (ggfs. Flüssigkeit auffüllen). Die Petersilie in der letzten halben Stunde mitkochen. Die Brühe filtern und die nächsten Tage vor den Mahlzeiten eine Tasse trinken. In diesem Fall wird das Fleisch ausgekocht und auch nicht mehr verwendet.

Nelkentee mit Zitrone, Zimt und Honig (Italien)

„1–2 Gläser Wasser mit drei Nelken kochen, etwas Zitronenschale dazugeben, dann mit Zimt und Honig süßen."

Gewürznelken enthalten ein ätherisches Öl, das antiseptisch gegen Bakterien, Viren und Pilze wirkt, außerdem leicht betäubend und krampflösend ist. Zimt wirkt wärmend. Auch im Honig sind keimmindernde Inhaltsstoffe enthalten, er sollte jedoch erst zugesetzt werden, wenn der Tee leicht abgekühlt ist.

Dattel-Feigen-Ingwertee gegen Erkältungen (Deutschland und Saudi-Arabien)

Ein Tee ganz anderer Art, der zeigt, dass man auch Trockenfrüchte für einen Tee verwenden kann, ist der Dattel-Feigen-Ingwertee. Auch wenn er sehr arabisch anmutet, wurde er uns von einer Deutschen als langjähriges Familienrezept vorgestellt. Er erinnert an den arabischen Energietee weiter oben, enthält aber zusätzlich Ingwer und Süßholzwurzel. Die Scharfstoffe in der Ingwerwurzel wärmen und verbessern die Abwehr, die Süßholzwurzel wirkt schleimverflüssigend und auswurffördernd. **Achtung:** Der Tee ist nicht zur Langzeitanwendung geeignet.

Teezubereitung:
2 Datteln, frisch oder getrocknet
2 Feigen, frisch oder getrocknet
1 dicke Scheibe frische Ingwerwurzel
1 TL zerkleinerte Süßholzwurzel aus der Apotheke
¼ Liter kaltes Wasser

Die Zutaten zerkleinern, eine Stunde im Wasser kalt ansetzen, kurz aufkochen und abseihen. Heiß und mehrmals täglich eine Tasse trinken.

Schwarze Johannisbeeren mit Honig gegen Infekte (Russland)

„Meine russische Nachbarin kam mir vor einiger Zeit mit einem großen Eimer schwarzer Johannisbeeren entgegen. Als ich fragte, was sie damit macht, erzählte sie von einem russischen Hausmittel zur Vorbeugung von Erkältungen und zur Stärkung: Die schwarzen Johannisbeeren werden mit Honig – maximal mit einem Drittel der Menge Honig – mit dem Zauberstab püriert. Dann füllt man die Masse in Schraubgläser und friert diese ein. Ein Schraubglas bleibt im Kühlschrank. Jeden Tag isst man davon, etwa 2–3 EL, von Oktober bis April. Ich mache das jetzt auch. Erkältungen habe ich im Winter nicht mehr – und mein Blutbild ist auch super."

Schwarze Johannisbeeren werden als die wohl wertvollsten heimischen Beeren beschrieben. Sie sind reich an Vitamin C – tatsächlich enthalten sie von allen bekannten einheimischen Obstsorten am meisten davon – und enthalten zudem Kalium, Kalzium, Eisen, Magnesium, Phosphor, Ballaststoffe, Gamma-Linolensäure, Provitamin A, Vitamine B, E, K, P, Pektin. Außerdem enthalten sie rotblaue Farbstoffe, die so genannten Anthocyane. Diese sind wichtige Antioxidanzien, die dem Zellschutz und der Zellatmung dienen.

Warmer Johannisbeersaft gegen Erkältungen (Finnland)

Aus Finnland stammt die Empfehlung, bei Erkältungen warmen Johannisbeersaft zu trinken – eine gute Idee, werden hier doch die antioxidativ wirkenden dunkelroten Farbstoffe mit der Wärme kombiniert (auch wenn das in schwarzen Johannisbeeren reichlich vorhandene Vitamin C dabei zerstört wird). Wir kennen hierzulande eine ähnliche Anwendung mit Holunderbeersaft, der ebenfalls bei grippalen Infekten warm und schluckweise mit Honig genossen wird.

In jedem Fall ist dieses Rezept eine gute Anregung, bei einer Erkältung auch eine Flasche hochwertigen schwarzen Johannisbeersaft zu kaufen und immer wieder einen Schuss in die Teetasse mit Erkältungstee zuzugeben.

Zwiebel-Zitronen-Zuckersaft (Iran)

„Eine große Zwiebel klein schneiden und in ein leeres Schraubglas füllen, zusammen mit ein bisschen Zucker und ein paar Tropfen Zitronensaft. Im Kühlschrank über Nacht stehen lassen. Morgens, mittags und abends einen Teelöffel Saft einnehmen, die Zwiebel bleibt im Glas. Das wirkt wie ein Wunder."

Ein Tipp, den auch wir hier kennen: der Zwiebel-Hustensaft. Mal wird er mit Zucker, mal mit Kandis, mal mit Honig zubereitet. Immer tritt der Zwiebelsaft aus, und die Flüssigkeit wird eingenommen. Die Zwiebel enthält schwefelhaltige Verbindungen, ätherisches Öl und Flavonoide, sie wirkt entzündungsmindernd und antibakteriell. Neu an dem iranischen Rezept ist der Zitronensaft, der Vitamin C zuführt und durch die Fruchtsäure leicht zusammenziehend und abschwellend auf die Schleimhäute wirkt. Das Rezept ist gut für Kinder geeignet.

Wir raten, den Hustensaft täglich neu zuzubereiten und empfehlen, ihn eher mit Honig anzusetzen, um die Wirkstoffe des Honigs zusätzlich auszunutzen.

Ingwer bei Kälte (Nordkorea)

„Gut ist Ingwer, wenn man ein kalter Typ ist, mit Magenproblemen oder Problemen der Prostata, bei Übelkeit, auch bei Reiseübelkeit."

Die folgende, sehr genaue Einschätzung von Ingwer stammt von Cha-Hee Nam, die aus Korea stammt und als TCM- und Akupunktur-Therapeutin arbeitet: „Ingwer ist wärmend, der Geschmack ist scharf. Die Ingwerschale ist kalt, deswegen muss man ihn schälen. Mit dem Ingwer kann man Kälte zerstreuen, Husten stillen, entgiften, verdorbene Speisen entgiften. Wenn im Magen Kälte ist, kommt es zu Windkälte, dann erkältet man sich. Kälte macht Schleim, und Ingwer kann den Schleim zerstreuen. Man sollte keinen oder wenig Ingwer trinken bei Hitze, bei Blutverdünnungsmittel sollte man auch nur wenig Ingwer trinken, man blutet sonst mehr, nicht bei Magengeschwür, Zwölffingerdarmgeschwür, auch nicht bei Schwellungen, nicht am Abend und nicht im Sommer. Auch nicht, wenn man ein hitziger Typ ist." Cha-Hee Nam macht deutlich, wie wichtig es ist, die „energetische Temperatur" eines Heilmittels zu berücksichtigen.

Auch die folgenden Rezepte stammen von Frau Nam. Zum Ingwer mit Honig sagt sie: „Honig mit Ingwer macht die Blutgefäße schön, dadurch wird die Haut schön. Blut ist Leben. Blut ist das A und O."

Rezept für Ingwer mit Honig:
Ingwer schälen, dünn schneiden, im Verhältnis 1:1 mit Honig mischen. Eine Flasche mit heißem Wasser ausspülen und gut trocknen. Dann Ingwer und Honig in die Flasche geben. Verschließen. Fünf Tage bei normaler Temperatur lagern, dann in den Kühlschrank stellen. Mit ein wenig warmem Wasser einnehmen. Ist sehr scharf.

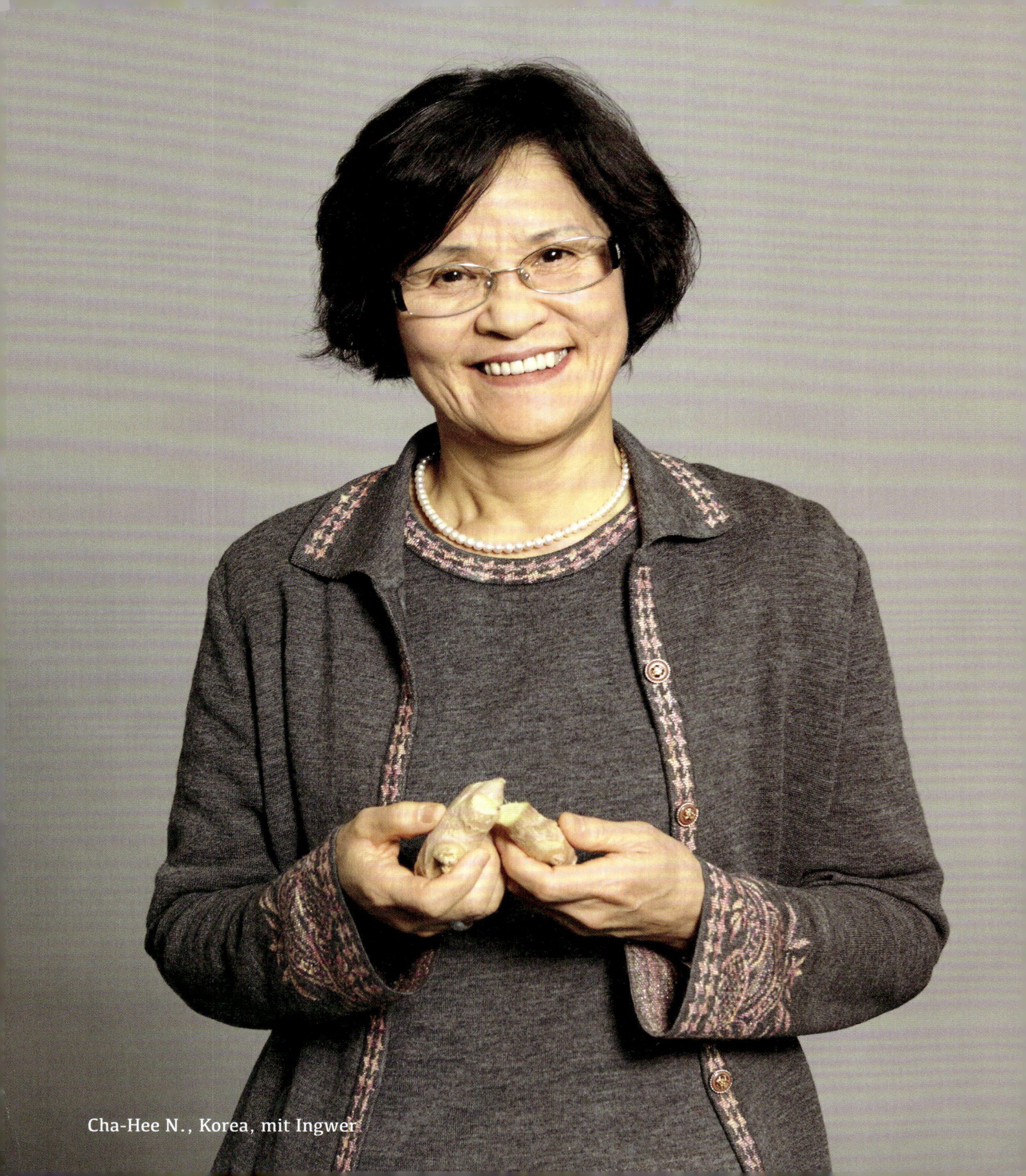

Cha-Hee N., Korea, mit Ingwer

Empfohlen wird diese hochkonzentrierte Mischung bei Erkältung, aber auch bei Verdauungsschwäche und zur allgemeinen Reinigung und Entgiftung.

Ingwer mit Datteln:
Dattel und Ingwer werden aufgekocht, 5 Minuten lang auf kleiner Flamme geköchlt, mit 1 TL Honig gesüßt.
In einem anderen Rezept, das eher an einen Sirup erinnert, werden 15 kleine Datteln ohne Kern kleingeschnitten, 4 Scheiben Ingwer zugefügt und alles mit Wasser 20 Minuten gekocht. Dann 20 g braunen Zucker zufügen und noch einmal 5 Minuten kochen.
Diese Mischung wird vor allem bei Stress, aber auch bei Verdauungsstörungen eingesetzt.

Knoblauch-Salzbrot bei Erkältung (Syrien)

„Knoblauch aufschneiden, in Salz tunken, auf Brot tun und essen."

Knoblauch ist ein wirksames keimhemmendes Mittel. Dadurch ist Knoblauch in der ganzen Welt in der Hausmedizin verbreitet und dient gerade in ländlichen Regionen auch als „natürliches" Antibiotikum. Im folgenden Rezept findet sich eine starke, aber einfache Variante, um Bakterien den Garaus zu bereiten: Knoblauch mit Salz auf ein Brot geben. Gerne können dazu auch noch eine Scheibe Käse oder etwas Quark, ein paar Tomaten oder Gurken aufs Brot gelegt werden.

Knoblauch-Zitronenhonig (Polen)

„Meine Oma Sofia sagt, sie hätte damit alle ihre Erkältungen ohne Medikamente kuriert."

Auch in diesem polnischen Rezept zeigt sich eine gute Kombination von verschiedenen Wirkstoffen: Knoblauch wirkt antibakteriell, die Zitrone liefert Vitamin C, und der Honig sorgt dafür, dass die Mischung etwas schmackhafter wird und hat selber keimmindernde Eigenschaften. Überlegenswert ist, die (Bio-) Zitrone nicht ganz, sondern in Scheiben zuzufügen.

Ein ähnliches Rezept schichtet Zitronenscheiben (Bio, gewaschen) und geschälte Knoblauchzehen und lässt diese Mischung mit Wasser bedeckt ziehen.

Aus Mexiko ist folgendes Rezept bekannt: Hier wird eine Knoblauchzehe geschält, kleingeschnitten und mit 1 EL Honig und 1 EL Limettensaft verrührt.

Rezept für Knoblauch-Zitronenhonig:
200 ml Wasser zum Kochen bringen. Das Wasser auf eine lauwarme Temperatur abkühlen lassen. 3 Knoblauchzehen in ganz kleine Würfel schneiden (oder pressen). Den Knoblauch, 1 EL Honig und 1 ganze Zitrone in das lauwarme Wasser geben. 12 Stunden bedeckt ziehen lassen. Dreimal täglich einen Esslöffel des Saftes trinken.

Hot Toddy (Schottland)

Hot Toddy wird in Schottland bei einer beginnenden Erkältung getrunken. Sein genauer Ursprung ist nicht eindeutig geklärt, man geht jedoch davon aus, dass diese schottische Erfindung auf die Wasserquelle „Tod's Well", die Hauptbezugsquelle für Wasser in Edinburgh, zurückgeht. Im 19. Jahrhundert wurde den mit heißem Quellwasser gefüllten Kesseln Whisky hinzugefügt, der zur Schlafenszeit getrunken wurde. Es stellte sich heraus, dass Whisky in Kombination mit heißem Wasser, verfeinert mit Honig oder Zucker und verschiedenen Gewürzen sich nicht nur als Schlafmittel eignet, sondern auch bei Erkältungen „Wunder" bewirkt.

Die Zubereitung des Hot Toddy ist ganz simpel, die Hauptzutaten sind Whisky, heißes Wasser, Honig oder Zucker und Zitrone. Je nach Geschmack kann das Heißgetränk mit Gewürzen wie Zimt, Nelken, Muskatnuss, Sternanis oder Ingwer verfeinert oder das Wasser durch Schwarztee oder Kaffee ersetzt werden.

Rezept für Hot Toddy:
4 cl Whisky
250 ml heißes Wasser
Honig oder Zucker
Saft einer halben Zitrone
Zimt, Nelken, Muskatnuss, Sternanis, Ingwer
Schwarzer Tee oder Kaffee

Der Whisky wird gemeinsam mit dem Zitronensaft, dem Honig oder Zucker und den gewünschten Gewürzen im Wasserbad erwärmt und anschließend mit heißem Wasser, Tee oder Kaffee übergossen.

Alkoholfreier Hot Toddy:
Für Kinder gibt es eine alkoholfreie Variante: Zu 1 Teelöffel Honig oder Zucker und 2 Teelöffeln Zitronensaft wird 1 Tasse heißes Wasser hinzugegeben.

Nach Einnahme des Hot Toddy setzt spätestens nach 10 Minuten eine Hitzewelle ein. Empfohlen wird, den Hot Toddy abends einzunehmen und anschließend sofort ins Bett zu gehen. Am nächsten Morgen kann oftmals eine deutliche Verbesserung oder sogar ein vollständiges Verschwinden der Erkältungssymptome beobachtet werden.

Zwiebeldampf bei Erkältung (Polen)

Bei Erkältung haben wir 2–3 Zwiebeln geschält, kleingeschnitten und dann mit Wasser aufgesetzt. Ich habe später extra eine kleine Kochplatte dafür gekauft. Die haben wir dann ins Kinderzimmer gestellt. Den ganzen Tag brodelte das Zwiebelwasser leise auf niedriger Flamme vor sich hin. Abends, wenn wir schlafen gegangen sind, haben wir die Platte wieder ausgestellt – und sie am nächsten Tag wieder angemacht."

Zwiebeln sind aufgrund der enthaltenen Senföle typische Ressourcen für Anwendungen bei Erkältungen und Husten. Der hier vorgestellte Tipp verbindet

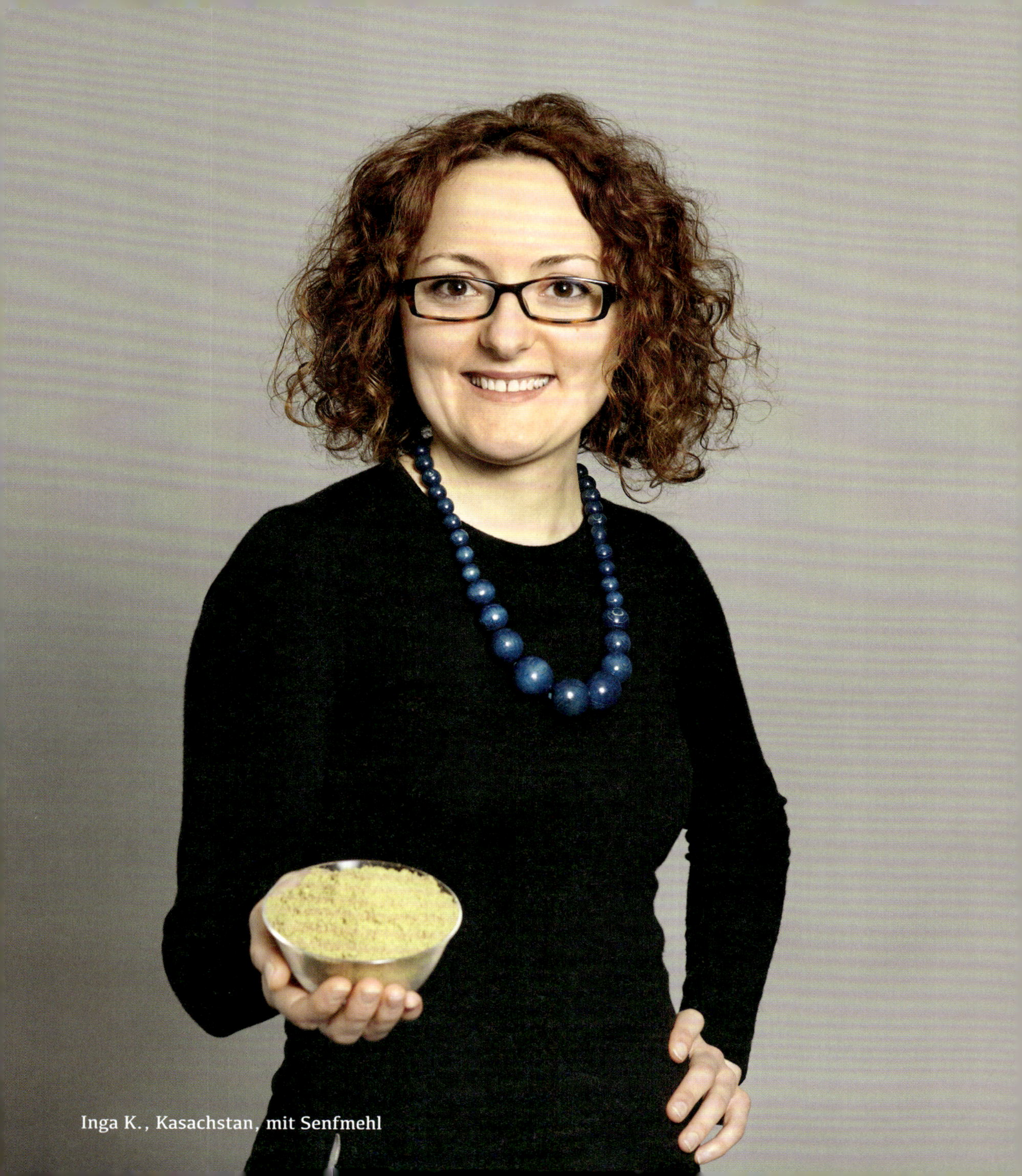

Inga K., Kasachstan, mit Senfmehl

die Wirkung der Senföle mit dem Wasserdampf als Feuchtigkeitsspender. Gerade bei krampfartigem Husten, schlimmer noch bei Krupp-Husten, ist Luftfeuchtigkeit besonders wichtig, da es das Atmen erleichtert und die angegriffenen Schleimhäute in den Atemwegen befeuchtet. Der Zwiebeldampf ist damit so etwas wie ein Kopfdampfbad in großem Stil. Vorsicht ist jedoch bei Neigung zu Asthmaanfällen geboten. Außerdem muss man bei dieser Empfehlung das Risiko von Verbrennungsunfällen berücksichtigen. In jedem Fall muss der Topf außerhalb der Reichweite von Kindern aufgestellt sein. Dies gilt auch für die zuführenden Stromkabel.

Wärmender Zwiebelschmer (Österreich)

Überliefert ist aus der österreichischen Volksmedizin, aus Zwiebeln eine schnelle Salbe herzustellen. In Deutschland spricht man von „Zwiebelschmiere".
Mit der warmen Schmiere werden bei Erkältung Brust und Rücken eingerieben.

Die Anwendung ist plausibel, da hier die antibiotische Wirkung der Zwiebeln mit der Wärme und dem Fett kombiniert werden.

Wer kein Schweineschmalz verwenden möchte, kann auf Kokosöl ausweichen.

Rezept für wärmenden Zwiebelschmer:
Zwiebel in Ringe schneiden und in heißem Schweineschmalz erwärmen, einmal aufschäumen und dann wieder etwas abkühlen lassen. Mit der noch warmen Masse werden Brust und Rücken eingerieben, dann mit alten Baumwolltüchern umwickelt.

Senfmehlsocken bei Erkältung (Kasachstan)

„Meine Mama macht Senfmehlfußbäder bei Erkältung. Man kann auch trockenes Senfmehlpulver in Socken geben und sie über Nacht anziehen, wenn eine Erkältung im Anmarsch ist. Sie hat dafür immer jeweils einen großen Esslöffel Senfmehl genommen."

Das Senfmehl enthält Senföle, die durchblutungsfördernd wirken, von den Füßen aus wird der ganze Organismus angeregt. Zahlreiche Hausmittel nutzen diesen Effekt.

Anleitung für Senfmehlfußbad:
1–2 gestrichene Esslöffel schwarzes Senfmehl in einen Eimer mit warmem Wasser geben. Wichtig ist, dass das Wasser nicht über 50 °C warm ist. Das Wasser sollte bis zur Wadenmitte reichen. Füße und Waden werden darin gebadet. Das Bad sollte beendet werden, wenn die Haut zu brennen beginnt, maximale Anwendungsdauer sind 10 Minuten. Dann gut abspülen, abtrocknen, Socken überziehen und im Bett nachruhen. Eimer oder Fußwanne gründlich säubern.

Rettich und Honig (Armenien)

Eine kleine Tasse frischen, geriebenen Rettich mit 2 TL Honig mischen und messerspitzenweise über den Tag verteilt einnehmen. Rettich ist nicht ganz so scharf wie Meerrettich, enthält aber auch die antibiotisch wirksamen Senföle, Honig wirkt antibakteriell und entzündungshemmend.

Achtung: Keine Anwendung bei kleinen Kindern, empfindlicher Haut, offenen Hautstellen, Gefühlsstörungen oder Durchblutungsstörungen der Beine.

Salzfußbad und Schwitzen bei Erkältung (Riesengebirge)

„Wenn wir erkältet waren, gab es ein heißes Fußbad – mit 2 Händen voll Salz. Dazu einen heißen Kräutertee. Dann wurden wir warm ins Bett gepackt und haben geschwitzt und geschwitzt. Danach haben wir uns frisch gemacht – und wenn nötig die ganze Prozedur wiederholt.“

Durch ein Salzfußbad wird die Durchblutung angeregt, von den Füßen aus wird der ganze Körper beeinflusst. Dabei ist ein Fußbad für den Organismus nicht so anstrengend wie ein Vollbad. Der Kräutertee wärmt von innen, unterstützend wirkt die Bettwärme. So kommt es zur Durchwärmung und zum Schwitzen. Günstig sind alle Anwendungen, die zu einer Erhöhung der Körpertemperatur führen, da gerade Viren hitzeempfindlich sind. Günstige Kräutertees sind Holunderblüten- und Lindenblütentee.

Anleitung für heißes Salzfußbad:
Das Gefäß, in dem Sie die Füße baden, sollte so hoch sein, dass das Wasser bis zur halben Wade reicht: Geeignet sind spezielle Badebütten, große Eimer, Fensterputzeimer, Plastiktonnen, notfalls ein Eimer für jeden Fuß. Heißes Wasser einfüllen (40–42 °C) und zwei Hände voll Salz (am besten Meersalz) dazugeben. Füße 10–15 Minuten baden, abtrocknen.

Meerrettichtee (Schweden)

Merrettich kann mit Honig zu einem scharfen Hustensaft vermischt werden, der messerspitzenweise eingenommen wird. Aus Schweden kommt die Anregung, diese Mischung auch warm als Tee zu trinken. Dafür wird die Meerrettichwurzel frisch gerieben (½–1 TL) und mit gut 200 ml heißem Wasser aufgegossen. Nach 5–10 Minuten abseihen und etwas abgekühlt trinken. Mit Honig süßen.

Rapsöleinreibung (Bangladesh)

„Wir verwenden zur Massage Rapsöl – für die Entspannung, fürs Baby und auch bei Erkältungen. Man massiert mit dem warmen Öl. Wir verwenden Rapsöl auch im Essen – für Nudeln, überbackene Kartoffelklößchen, Salat und viele andere Rezepte."

Für die Teilnehmerin der Berliner Workshopreihe, von der dieses Rezept stammt, war die Einreibung einzelner Körperteile oder auch des ganzen Körpers mit warmem Öl ein wahres Allround-Mittel. Sie empfahl es nicht nur bei kalten Händen und Füßen, sondern auch für eine ganze Reihe anderer Beschwerden, wie man in dem Zitat sieht. Dies erinnert an die Empfehlung zur Massage mit Sheabutter, wie sie aus Burkina Faso berichtet wurde: eine allgemeine Anwendung, bei der durch die kräftige Massage Muskeln gelockert und Organsysteme angeregt werden.

Gerade die Anwendung mit einem Speiseöl verdeutlicht dabei die Nähe zwischen Küche und Heilanwendung. Das Öl steht in der Küche bereit und kann daher gut auch für Heilzwecke verwendet werden. Das warme Öl zieht besser als kaltes Öl in die Haut ein, die Massage führt zu einer Anregung von Blut- und Lymphfluss, damit auch zu einer besseren Ausscheidung über die Haut.

Linderung von Halsschmerzen und Husten

Olivenöl mit Zitrone bei Halsschmerzen (Marokko)

„Wir mischen Olivenöl mit Zitronensaft und gurgeln damit."

Die Anwendung von Olivenöl und Zitronensaft als Mischung ist nicht nur in Nordafrika, sondern auch im Mittelmeerraum und in der mallorquinischen Hausmedizin als Maßnahme bei Erkältungen bekannt. Zitronensaft wirkt im direkten Kontakt mit der Schleimhaut zusammenziehend. Durch das Öl wird die Schleimhaut mit einem Ölfilm überzogen, der zu einer Beruhigung gerade bei Reizhusten führt.

Knoblauch gegen Angina (Vietnam)

„Man kann die Knoblauchzehe schälen und in die Wangentasche tun."

Roher Knoblauch ist wirklich eine drastische Maßnahme – aber sicherlich im Zweifelsfall oder wenn man unterwegs ist, ein sehr guter Tipp! Knoblauch gibt es fast überall, er wirkt antibiotisch und kann so Krankheitserreger im Mund-Rachenraum bekämpfen.

Quittenkernwasser bei Reizhusten (Iran)

„Ein Tipp von meiner iranischen Schwiegermutter, den ich selbst schon ausprobiert habe. Wenn man Quitten erntet, dann nimmt man die Kerne, befreit sie vom Fruchtfleisch und trocknet sie auf einem Teller. Dann füllt man sie in ein sauberes Marmeladenglas. Wenn man Husten hat, werden die Quittenkerne in warmem Wasser über Nacht eingeweicht. Das Wasser wird schleimig, die Kerne auch. Das Wasser trinkt man löffelweise, die Kerne kann man einzeln lutschen, so für 10 Minuten, wie ein Hustenbonbon. Ich mache das so: Ich fülle 10–15 Kerne in eine Kaffeetasse und fülle mit Wasser auf."

Quittenkerne enthalten Schleimstoffe, die – wie beschrieben – als Heilmittel eingesetzt werden und die gereizte Schleimhaut im Hals beruhigen. Es gibt auch Berichte über den äußerlichen Einsatz des Quittenschleims bei Hautentzündungen. Stets werden Pflanzenschleime zur Beruhigung und als antientzündliche Maßnahme eingesetzt.

Achtung: Die Kerne dürfen nicht zerkaut oder heruntergeschluckt werden, da sie wie Aprikosen oder Mandeln Glykoside enthalten, aus denen sich Blausäure bildet. Daher ist das Lutschen der Kerne auch für Kinder nicht empfehlenswert. Sie sollten nur den Schleim einnehmen.

Thymiantee mit Süßholz bei Husten (Kasachstan)

„Meine Mutter trinkt Thymiantee mit Süßholz bei Husten und Erkältung."

Thymian wirkt antibakteriell, keimmindernd und krampflösend. Die Süßholzwurzel sorgt für einen süßeren Geschmack, die im Süßholz enthaltenen Seifenstoffe wirken schleimlösend und unterstützen die Aufnahme der Wirkstoffe des Thymians. Thymian ist in der Heilkunde weltweit sehr verbreitet und wird bevorzugt bei Husten und Erkältung getrunken.

Teezubereitung:
1 flachen TL Thymianblätter und 1 Msp Süßholzwurzel (gemahlen) mit 1 Tasse kochendem Wasser (ca. 150 ml) übergießen, 5–10 Minuten bedeckt ziehen lassen und abseihen. Mehrmals täglich 1 Tasse trinken.

Achtung: Nehmen Sie von der Süßholzwurzel nur eine kleine Menge. Sonst wird der Tee unangenehm süß und kratzt im Hals.

Tee mit viel Honig und Zitrone bei Husten (Argentinien)

„Wir haben nicht viele Hausmittel zuhause verwendet. Aber eines stand immer fest: Wenn man Husten hat, muss viel Honig und Zitronensaft in den Tee."

Gerade bei Husten und Erkältungen ist Honig als Zutat zum Tee sinnvoll: Einerseits werden die keimmindernden und energiespendenden Eigenschaften des Honigs ausgenutzt, andererseits wird der Tee durch die Zugabe von Honig etwas zähflüssiger. Man sollte ihn schluckweise trinken, dann benetzt der süße Tee die angegriffene Schleimhaut der oberen Atemwege und die hier befindlichen Rezeptoren, die den Hustenreiz auslösen. Die Zitrone sorgt für Vitamin C. Bitte erst zugeben, wenn der Tee etwas abgekühlt ist.

Honig bei Husten (weltweit)

Die Anwendung von Honig bei Erkältungskrankheiten und Atemwegsinfekten ist auf der ganzen Welt verbreitet. Eine kleine, feine Übersichtsarbeit (unveröffentlicht) von Philipp Wellhöfer (B.Sc. Komplementärmedizin) aus dem Jahr 2014 zeigt: Honig führt zu einer deutlichen Besserung der Symptome bei Husten von Kindern. Die Gabe von Honig schnitt im Hinblick auf die Hustenhäufigkeit, die Schwere und Lästigkeit des Hustens sowie auf die Schlafqualität des Kindes und der Eltern genauso gut ab wie der chemisch-synthetische Wirkstoff Dextromethorphan. Im Vergleich zu den unbehandelten Patienten war die Besserung bei den mit Honig behandelten sogar signifikant. . Honig stellt ein günstiges, nebenwirkungsarmes und gut verfügbares Therapeutikum dar.

Fichtenspitzensirup bei Husten (Kanada)

„Im Mai die jungen Triebe von Fichten sammeln, in einem Glasgefäß mit Wasser 3 Tage stehen lassen. Dann 15 Minuten kochen und durch ein Sieb in einen Topf geben. Auf 1 Liter Wasser 1 kg Zucker (nach Geschmack auch 500 g weißen, 500 g braunen Zucker)

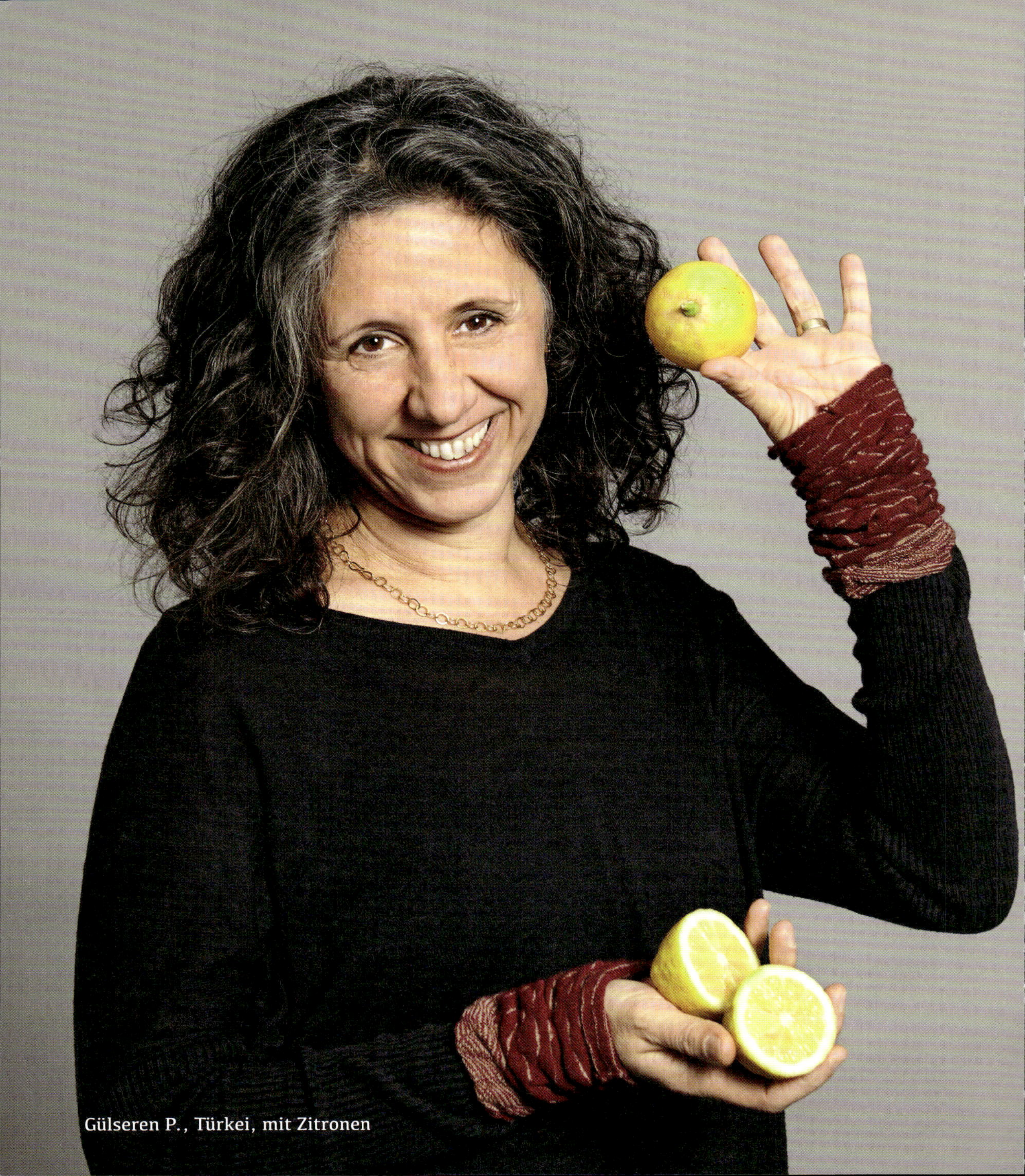

Gülseren P., Türkei, mit Zitronen

geben und bei offenem Topf kochen (es bildet sich viel Schaum!), bis der Sirup dickflüssig ist (ca. 3 Stunden). Noch heiß in Gläser füllen (wie Marmelade). Der Sirup ist sehr reich an Mineralstoffen, 1 Jahr haltbar und gegen Erkältung und Husten bewährt."

Fichtennadeln enthalten ätherisches Öl, das schleimlösend, durchblutungsfördernd und schwach antiseptisch wirkt. Es wird eingesetzt bei Katarrhen der oberen und unteren Luftwege, und zwar innerlich wie äußerlich, in letzterem Fall als Erkältungsbalsam, zur Inhalation oder als Badezusatz.

Rezept für Fichtenspitzen-Waldhonig:
10 g junge Triebe im Mai in ca. 100 g flüssigen Waldhonig rühren. Diese Mischung lässt man gut verschlossen für 14 Tage stehen und seiht sie ab. Der Honig eignet sich insbesondere für das Süßen von Hustentees (Quelle: Schilcher 2010).

Zitronenwickel bei Halsschmerzen (Türkei, Deutschland)

„Als Hebamme ist man ja immer mit der ganzen Familie beschäftigt. Ich empfehle bei Halsschmerzen immer Zitronen-Halswickel, das ist kühl und frisch und belebt."

Ein Halswickel mit Zitrone, so die Hebamme Gülseren Pekman, lindert Halsschmerzen und Schluckbeschwerden. Verantwortlich für die heilsame Wirkung ist vermutlich die Zitronensäure, die zusammenziehend wirkt, außerdem das belebende Zitronenöl.

Anleitung für Zitronenwickel:
Für einen Zitronenwickel verwendet man Bio-Zitronen (sonst schälen). Die Zitrone wird in Scheiben geschnitten, diese wickelt man in ein Mulltuch, Baumwolltuch oder Leintuch und legt das Tuch für 10–15 Minuten um den Hals. Abnehmen, wenn es unangenehm werden sollte oder juckt.

Zwiebeltee bei tiefsitzendem Husten und Bronchitis (Deutschland)

„Eine Zwiebel schälen und in große Stücke schneiden, vierteln, dann mit etwas Wasser köcheln, ungefähr 10 Minuten lang, anschließend abseihen. Der Tee wird nun heiß getrunken, mit einem Löffel Honig."
Das Teerezept stammt aus Bayern. Es ist ein Zwiebelrezept, das die keimmindernden und antibakteriellen Senföle der Zwiebel mit der Wärme und Flüssigkeitszufuhr durch das heiße Wasser kombiniert. Er ist wirkungsvoll, auch wenn der Tee nicht ganz so gut schmeckt.

Eukalyptusinhalation (Australien)

„In Australien wächst der Eukalyptusbaum überall. Und natürlich nehmen wir Eukalyptus für alles Mögliche – für Inhalation bei Husten und Erkältung, äußerlich als Desinfektionsmittel."

Eukalyptusöl ist ein angenehmes, nicht zu scharfes Öl. Es wirkt auswurffördernd, schwach krampflösend, schleimlösend, fiebersenkend und außerdem erfrischend und kühlend. Es ist somit ideal bei Erkältungskrankheiten.

Anleitung für Eukalyptusinhalation:
Heißes Wasser in eine Schüssel geben, einige Tropfen ätherisches Eukalyptusöl dazugeben. Alternativ 1–2 Tropfen Eukalyptusöl auf ein Taschentuch geben und neben das Bett legen oder in eine Hautcreme einreiben und damit den Brustbereich einreiben.

Achtung: Keine Anwendung bei Kindern unter 6 Jahren. Keine Verwendung als Badezusatz.

Schmalzwickel bei Halsschmerzen und Husten (Deutschland)

„Ein Schmalzwickel hilft bei tiefsitzendem Husten und Bronchitis."

Die Rezepte für Schmalzwickel stammen aus Bayern. In der einen Variante wird das Schmalz so erwärmt, dass es wie eine Creme ist. „Dann auf ein Tuch streichen, das kann ein Kreppapier oder ein altes Handtuch sein. Auf den Brustkorb auflegen. Noch ein Tuch herum und ab ins Bett. Am Körper schmilzt das Schmalz dann und wird fettig. Meine Kinder haben das nie gemocht, weil es so nach Fett stinkt. Aber es hilft." Eine zweite Variante sieht folgendes Vorgehen vor: „Meine Mutter erhitzte jeden Abend naturbelassenes Schweinefett, d.h. ungesalzenes und unbehandeltes Schweinefett, und tränkte Baumwolltücher (Windeltücher) mit diesem. Anschließend rieb sie mir den Rücken und die Brust mit dem Fett ein und legte die Baumwolltücher als Wickel auf, die dann zum Warmhalten nochmals mit einem kleinen Handtuch umwickelt wurden und auf diese Art und Weise über Nacht auflagen. Diese Methode wendete bereits meine Urgroßmutter bei meiner Großmutter an und wurde so an uns weitergetragen."

Das Prinzip beider Varianten ist das gleiche. Die Verwendung von Schmalz für Auflagen ist weit verbreitet. Es gibt zwar nur wenig Literatur dazu, diese wird aber interessanterweise auch heute noch von verschiedenen Vertretern der Naturheilkunde erfolgreich eingesetzt und propagiert.

Vermutlich ist das Wirkprinzip, dass über das Fett – das von Schwein und Mensch durchaus ähnlich ist – befeuchtet wird und zugleich über die Haut Abbaustoffe gebunden werden. Die Anwendung, bei Husten Fett einzusetzen, ist weltweit verbreitet.

Butterpflaster bei festem Husten und Bronchitis (Erzgebirge)

„Ein Leinentuch, ungefähr in der Größe 10 x 10 cm mit Butter bestreichen – einen Klecks Butter dafür nehmen. Mit der gebutterten Seite auf die Brust legen, darüber ein Wolltuch, einen Wickel, bei Bedarf noch eine Wärmflasche darüber. Über Nacht einwirken

lassen. Wenn die Butter angetrocknet ist, entfernen. Das Fett wird aufgenommen – der Husten löst sich."

Es gibt zahlreiche Anwendungen mit Öl oder Fett bei Erkältungen und Husten. Vermutlich wurde die Butter verwendet, weil man gerade kein Schmalz im Hause hatte.

Pellkartoffelwickel bei festem Husten (Deutschland)

„Als mein Enkelkind letztens kam, sagte mein Sohn schon: Oma, du kriegst ein krankes Kind. Der Kleine hatte eine Erkältung mit einem festen Husten. Erst gab ich ihm Zwiebelhonig. Dann machte ich einen Pellkartoffelwickel.
Ich habe mich dann mit dem Kleinen hingelegt. Abends dann das Ganze wiederholt, am nächsten Tag noch zweimal. Insgesamt habe ich den Wärmewickel fünfmal gemacht. Nach 3 Tagen hatte ich ein gesundes Kind. Und dann kam mein Sohn, der sich angesteckt hatte, und fragte, ob ich ihm auch zeigen kann, wie das geht."

Eine probate und vielfach genutzte Anwendung ist der Kartoffelwickel bzw. die Kartoffelauflage. Eine Kartoffelauflage ist eine wunderbare und einfache Möglichkeit, Körperregionen langanhaltend zu durchwärmen und damit die Abwehrfunktion zu unterstützen. Hinzu kommt die gerade bei Husten günstige Wirkung der feuchten Wärme. Feuchte Wärme dringt tiefer in das Gewebe ein als beispielsweise eine Wärmflasche. Der Husten wird gelöst.

Eingesetzt wird die Kartoffelauflage beispielsweise als Halswickel (auch bei Mandelentzündung) oder Brustwickel bei Husten. Sie kann jedoch auch bei Bauchschmerzen auf dem Bauch oder bei Rückenschmerzen auf dem Rücken aufgelegt werden. Sehr angenehm ist sie auch bei Nackenschmerzen.

Die Wärmeanwendung mit einem Pellkartoffelwickel sollte vor allem dann eingesetzt werden, wenn Wärme angenehm ist, wenn der (kleine) Patient fröstelig und blass ist. Bei fieberhaften Infekten und „Hitzegefühl" sollte man eher vorsichtig sein.

Anleitung für Kartoffelwickel:
Ein Badehandtuch auf das Bett legen. 6–7 Pellkartoffeln in der Schale kochen, etwas auskühlen lassen. Ein Geschirrhandtuch ausbreiten, Küchenkrepp darauf legen (damit sich die Kartoffeln später besser lösen lassen) und die Kartoffeln auf dem Küchenkrepp verteilen. Ein zweites Küchenkrepp darüber legen. Die Kartoffeln zerdrücken, das Tuch nach einer Seite einschlagen (etwa auf Brustgröße), so dass die Kartoffeln auf der anderen Seite nur mit einer Schicht Stoff bedeckt sind. Das Tuch mit Sicherheitsnadeln und/oder Leukoplast fixieren. Noch einmal in ein Frotteehandtuch einschlagen. Temperatur sorgfältig prüfen (an der Innenseite des Unterarms)! Kartoffeln sind sehr heiß! Das Tuch mit der einlagigen Stoffseite auf die Brust im Bereich des Brustbeins auflegen (oder auf den Rücken) und mit dem Badehandtuch fixieren. Mit einer Decke zudecken.
Wenn Sie die Auflage auf die Brust und den Rücken legen wollen, können Sie auch zwei Päckchen vorbereiten.

Achtung: Bitte beachten Sie: Das Wichtigste bei der Kartoffelauflage ist es, Verbrennungen oder Unfälle zu vermeiden. Dafür muss die Temperatur genau geprüft werden und die Auflage selbst möglichst durch ein Leukoplast fixiert werden, damit keine Kartoffelstückchen aus Versehen herausfallen.

Entkrampfende Mittel bei Magen- und Darmbeschwerden

Schwarzer Tee mit Minze bei Magen-Darminfekt (Syrien)

„Wir mischen schwarzen Tee und Minze."

Einen süßen schwarzen Tee mit frischen Minzblättern – häufig handelt es sich hier um die Nanaminze oder arabische Minze – kennen viele von uns aus Tunesien, Algerien oder Marokko. Er wird dort im Alltag getrunken.

Bei Magen-Darminfekt bietet sich die Mischung an, hier eher ohne oder mit nur wenig Zucker. Pfefferminze wirkt krampflösend und leicht schmerzstillend, im schwarzen Tee sind Gerbstoffe enthalten, die gerade bei Infekten mit Durchfall helfen. Dafür den Tee länger als 10 Minuten ziehen lassen.

Pfefferminz- und Fencheltee bei Schmerzen und Blähungen (Syrien)

„Ich komme aus Syrien, und bei uns verwenden wir auch viele Kräuter. Ich erinnere mich an meine Oma. Bei Magenschmerzen trinken wir Pfefferminz- und Fencheltee. Wenn man Krämpfe und Schmerzen hat, dann nimmt man Pfefferminztee – mit frischen Blättern ist es besser – und man lässt sie zehn Minuten ziehen. Fenchel nimmt man, wenn man Luft im Bauch hat."

Pfefferminztee bei Krämpfen und Fencheltee bei Blähungen sind gute Einschätzungen – auch, was die unterschiedlichen Wirkungen der beiden Tees angeht. Gut kann man sie auch mischen. Und wenn die frischen Blätter und Samen nicht verfügbar sind, dann tut es die getrocknete Ware auch. Mörsern Sie, wenn möglich, die Fenchelfrüchte, dann sind sie noch aromatischer und wirkungsvoller, weil die ätherischen Öle besser freigesetzt werden.

Teezubereitung:
1 flachen TL Teemischung mit 1 Tasse kochendem Wasser (ca. 150 ml) übergießen und bedeckt 5–10 Minuten ziehen lassen, abseihen. Mehrmals täglich eine Tasse trinken.

Minzetee mit Kümmel bei Bauchschmerzen (Türkei)

„Frischer Minzetee mit Kümmel ist gut gegen Bauchschmerzen."

Minze und Kümmel sind eine gute Kombination, die hierzulande eher unüblich ist. Die Minze entkrampft und beruhigt, der Kümmel wirkt entblähend.

Teezubereitung:
1 flachen TL Teemischung (die Kümmelsamen sollten im Mörser leicht angestoßen oder mit dem Messer etwas gequetscht werden) mit 1 Tasse kochendem Wasser (ca 150 ml) übergießen und bedeckt 5–10 Minuten zugedeckt ziehen lassen, abseihen, schluckweise trinken.

Oolong-Tee für den Magen (Südkorea)

„Dieser Tee ist sehr wichtig für die Gesundheit vor allem bei Yin-Mangel, wenn man nachts schwitzt und wenn man zu wenig Qi hat. Der Geschmack ist wie von Orangenblüten."

Die Empfehlung, Oolong-Tee für den Magen zu trinken, stammt von der Heilpraktikerin und TCM-Therapeutin Frau Nam. Sie spricht von dem Orange Oolong, der mit Orangenblüten und Orangenschalenstückchen aromatisiert wird (bitte keinen Tee mit künstlichen Aromen verwenden).

Oolong ist ein halbfermentierter Tee, er nimmt daher eine Zwischenstellung zwischen Schwarzem und Grünem Tee ein. Die Oxidationsdauer liegt zwischen

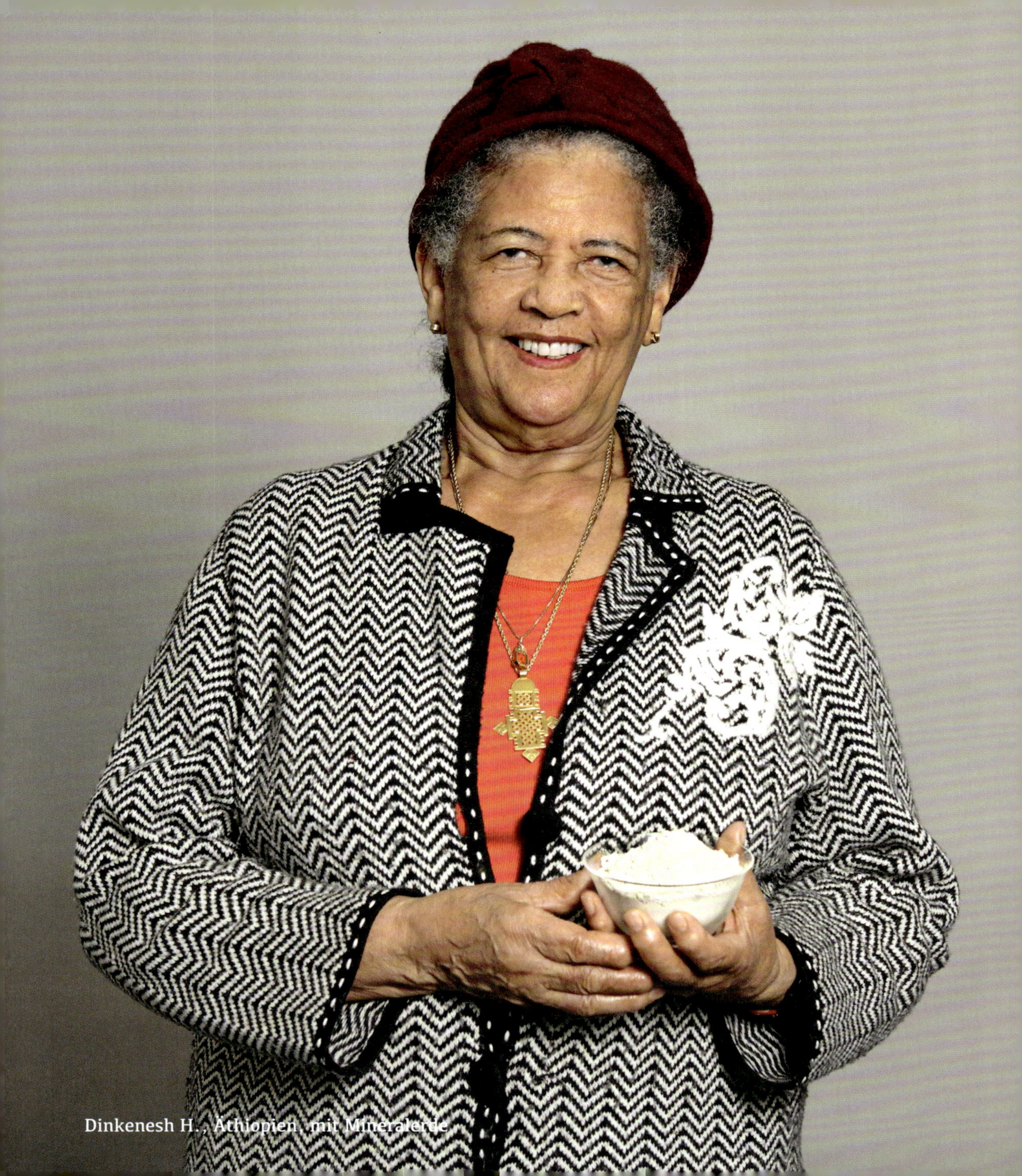

Dinkenesh H., Äthiopien, mit Mineralerde

der von Schwarzem und Grünem Tee, nur die äußeren Blattränder werden fermentiert, das Blattinnere bleibt grün. Oolong enthält mehr Koffein als grüner Tee, aber weniger als schwarzer Tee.

Die gesundheitsfördernde Wirkung des Oolong-Tees liegt wahrscheinlich vor allem in seiner hohen Konzentration an Polpyhenolen. Dabei handelt es sich um sekundäre Pflanzenstoffe mit einer antioxidativen, entzündungshemmenden und krebsvorbeugenden Wirkung.

Teezubereitung:
Auf 1 Liter kochendes Wasser 6 gestrichene Teelöffel Oolong-Tee geben, 2 Minuten ziehen lassen. 1–2 Tassen täglich trinken, bei Problemen mehrere Tassen.
Oolong wird mit Wasser aufgegossen, das zwischen 75 und 90 °C heiß ist, also nicht mit sprudelnd kochendem Wasser. Er kann mehrfach aufgegossen werden, wobei der Koffeingehalt mit jedem Aufguss kontinuierlich abnimmt. Daher ist es sinnvoll, am Morgen mit dem ersten Aufguss zu beginnen und dann über den Tag wieder aufzugießen. Die Ziehzeit beim ersten Aufguss wird als 1–3 Minuten beschrieben, die weiteren Aufgüsse können etwas länger ziehen.

Weiße Tonerde bei Sodbrennen (Burkina Faso, Afrika)

„Bei uns verwenden wir Kaolin und Heilerde aus Ghana gegen Sodbrennen."

Die Einnahme von Mineral- oder Heilerde ist eine sehr sinnvolle Maßnahme gegen Sodbrennen, denn die Erde bindet die überschüssige Säure und lindert dadurch die Beschwerden. In Deutschland ist Luvos Heilerde am bekanntesten, sie hat eine Zulassung als Arzneimittel bei Sodbrennen. Die Heilerde wird üblicherweise als Pulver in ein Glas gegeben und mit Wasser „aufgeschwemmt", es gibt sie aber auch als Kapseln, falls man den Geschmack nicht mag. Alternativ gibt es die grüne Mineralerde aus Frankreich oder die AION A-Heilerde aus der Schweiz.

Wodka und Kohle bei Brechdurchfall (Usbekistan)

„Mein Sohn war in Usbekistan unterwegs, ganz alleine. Er bekam einen Brechdurchfall und konnte nicht weiterreisen, so schlimm war es. Dann kam eine alte Frau und gab ihm ein Glas hochprozentigen Wodka und eine Kohletablette. Am nächsten Tag war alles wieder gut."

Wodka mit Kohle haben wir in diesen Ratgeber aufgenommen, auch wenn wir nicht unbedingt die Nachahmung empfehlen möchten, so lange ein Arzt und eine alternative Behandlung in Sicht sind.

Kohletabletten wirken adsorbierend, einen ähnlichen Effekt hat Heilerde. Giftstoffe werden gebunden, daher gehören Kohletabletten möglichst in jede Reiseapotheke. Wodka oder anderer hochprozentiger Alkohol wird in vielen Kulturen als Arzneimittel eingesetzt, er wirkt desinfizierend, leicht betäubend und schmerzstillend.

Unsere Empfehlung als Alternative zu Wodka: Das homöopathische Arzneimittel Okoubaka (als Tabletten in der Potenz D2, als Globuli in der Potenz D6) und ein Tütchen Heilerde in der Reiseapotheke mitnehmen.

Rosenwasser bei Bauchschmerzen (Libanon)

„Bei Bauchschmerzen einen kleinen Löffel Rosenwasser in heißes Wasser einschenken und mit etwas Zucker mischen."

Rosenwasser spielt im Libanon, im Irak und in der Türkei eine sehr große Rolle: in der Küche, insbesondere bei den Süßwaren, in der gesamten Kultur. So ist die Empfehlung, einen kleinen Löffel Rosenwasser in ein Glas heißes Wasser zu geben, vor allem sinnvoll, wenn das Rosenwasser bekannt und in die Kultur eingebunden ist. Das ätherische Öl der Rose wirkt entkrampfend, beruhigend, nerven- und herzstärkend, es wird in der Aromatherapie bei nervös bedingten Beschwerden eingesetzt, gerne dann, wenn Schmerzen oder Verspannungen mit innerer Anspannung oder depressiven Verstimmungen einhergehen. So wird das ätherische Öl aus der Damaszener-Rose bei Bauchschmerzen, Muskelverspannungen, klimakterischen Beschwerden, im Wochenbett, bei Stress und Ängsten eingesetzt.

Kümmelpulver in Olivenöl bei Verdauungsproblemen (Türkei)

Eine Umfrage des Pyramidengartens Berlin, eines multikulturellen Nachbarschaftsgartens in Berlin-Neukölln, ergab als Hinweis auf Verdauungsbeschwerden: „Etwas Kümmelpulver einweichen und mit 1 TL Olivenöl einnehmen".

Wir haben diese Anregung aufgenommen, weil sie die hilfreichen Kräuter einmal anders anbietet als im Tee. Kümmel ist vor allem mild erwärmend und blähungswidrig. Die Anwendung in Olivenöl bietet sich vor allem für Gewürzpflanzen an, deren ätherische Öle sich besonders gut in Öl lösen. Zudem geht die Einnahme schneller und ist unkomplizierter, als eine Tasse Tee zuzubereiten.

Salziger Reisbrei bei Durchfall (Türkei)

„Bei uns gibt man bei Durchfall Reis mit Salz gekocht lauwarm zu essen, wenn die Leute kein Geld für Medikamente haben."

Reis ist ein mildes Nahrungsmittel, das in aller Regel gut vertragen wird und damit für den Nahrungsaufbau eingesetzt werden kann.

Es war der US-amerikanische Mediziner Michael Field (geb. 1933), der entscheidend dazu beitrug, dass Durchfall besser erforscht wurde. Er erkannte, dass Elektrolyte besser aufgenommen werden, wenn sie zusätzlich zu Reis gegeben werden. Eine wichtige Erkenntnis, die auch dazu beitrug, dass insbesondere in der Dritten Welt Reis als Bestandteil einer Anti-Durchfalllösung verwendet wurde. Denn gerade hier war die bisherige Lösung, die vor allem Zucker verwendete, oft zu teuer. Wenn die ganzen gekochten Reiskörner aufgrund der Verdauungsbeschwerden noch nicht vertragen werden, so kann man den Reis in reichlich Wasser kochen, ihn dann abseihen und zunächst nur das Kochwasser anbieten, am besten mit einer Prise Salz und Zucker.

Backpflaumen bei Verstopfung (Deutschland)

Darmträgheit ist ein häufiges Problem, unter dem bis zu 14 % der Weltbevölkerung leiden. Die Zahlen steigen mit dem Alter, Obstipation ist zudem bei Frauen verbreitet. Zu den Hausmitteln, die unsere Großmütter schon bei Verstopfung eingesetzt haben, gehört die eingeweichte Trockenpflaume.

Nepomuk Siebert (B.Sc. Komplementärmedizin) verglich in einer Studienarbeit (unveröffentlicht) klinische Studien zu dieser Anwendung. Die untersuchten Studien zeigen, dass die Einnahme von 100 g Backpflaumen pro Tag (12 Stück!) die Häufigkeit des Stuhlgangs erhöht. Der Stuhl selbst wird deutlich weicher, die Anstrengung beim Toilettengang war reduziert. 12 Pflaumen sind sicherlich für den täglichen Gebrauch etwas viel, sinnvoll scheint jedoch, Backpflaumen mit anderen abführenden Mitteln wie z. B. Flohsamenschalen zu kombinieren.

Gut lassen sich Backpflaumen auch in die Nahrung einbeziehen: Einfach ist ein Brotaufstrich mit Mandeln. Dieser ist auch deshalb gesundheitsfördernd, da Trockenpflaumen erhebliche Mengen an Vitamin E, Vitamin K1, Kalium, Kalzium, Magnesium, Eisen, Bor und Kupfer haben. Trotz ihres süßen Geschmacks bewirken getrocknete Pflaumen nur einen geringen Anstieg des Blutzucker- und Insulinspiegels.

Rezept für eingeweichte Backpflaumen:
2–5 Trockenpflaumen über Nacht einweichen und am nächsten Morgen mitsamt dem Einweichwasser einnehmen.

Pflaumenbällchen:
100 g Trockenpflaumen mit der gleichen Menge geriebener Mandeln kleinhacken oder pürieren, 1–2 TL Johannisbeergelee, Pflaumenmus oder Honig dazugeben. Mit Zimt und einer Prise Nelkenpulver würzen. Alles kneten, zu kleinen Kugeln formen. In Sesam oder Kokosflocken wälzen.

Brotaufstrich:
Zunächst werden Mandeln in der Küchenmaschine oder im Mixer gemahlen. Dann werden etwa zu gleichen Teilen Backpflaumen zugefügt, außerdem Gewürze wie Zimt oder eine weihnachtliche Gewürzmischung, Gewürzmischungen für Streuselkuchen etc. Dies ergibt einen zähen Brotaufstrich, der sehr gut anstelle von Marmelade auf das Frühstücksbrot geschmiert werden kann.

Ingwer mit Limette bei Blähungen und Winden (Indien)

Aus der indischen Medizin, dem Ayurveda, stammt das Rezept gegen Blähungen: ½ Teelöffel geriebenen Ingwer mit einem halben Teelöffel Limettensaft und einer guten Prise Salz mischen. Vor den Hauptmahlzeiten einnehmen, um die Verdauung anzuregen.

Das Rezept kombiniert die erwärmende und stoffwechselanregende Wirkung des Ingwers mit der Zitrone, die den Leberstoffwechsel anregt. Das Salz könnte in diesem Rezept dazu dienen, die Wirkstoffe besser aus Ingwer und Limette zu verstoffwechseln und zu lösen.

Kü-Ka-Lei-Wa bei Sodbrennen (Deutschland)

Der Geheimtipp aus der deutschen Volksmedizin: „Kü-Ka-Lei-Wa". Die Abkürzung steht für Kümmel, Kartoffeln, Leinsamen, Wasser – eine Mischung, die die verdauungsfördernde und entkrampfende Wirkung des Kümmels, die basische Wirkung der Kartoffel und den Schleim der Leinsamen kombiniert und damit außerordentlich stark Säure entgegenwirkt und beruhigt.

Rezept für Kü-Ka-Lei-Wa:
1 Kartoffel schälen und klein schneiden, gemeinsam mit 2 TL Leinsamen (nicht geschrotet) und 1 TL Kümmelsamen mit 1 Liter Wasser aufsetzen, 20 Minuten köcheln lassen, dann abseihen (!) und in eine Thermoskanne füllen. Über den Tag verteilt trinken.

Leinsamenschleim bei Gastritis (Deutschland)

Im folgenden Rezept wird der Leinsamen, der in seiner Schale Quellstoffe enthält, pur verwendet und nicht gekocht.

Rezept für Leinsamenschleim:
2–3 EL geschroteter Leinsamen (frisch geschrotet oder goldener Leinsamen aus dem Reformhaus) in ¼–½ Liter Wasser am Abend einweichen, am Morgen vorsichtig erwärmen. Durch ein Mulltuch abseihen. Den Schleim in eine Thermoskanne füllen, über den Tag verteilt in kleinen Schlückchen langsam die Kehle hinunter rinnen lassen und schlucken. Vor Gebrauch die Kanne jeweils schütteln.

Ausgleichende Hilfe bei Frauenbeschwerden

Sheabutter-Sitzbad bei trockener Vaginalschleimhaut (Westafrika)

Ein traditioneller Tipp aus Afrika ist, dass Frauen mit trockener Vaginalschleimhaut ein Sitzbad mit warmem Wasser nehmen, in das ein kleiner Löffel Sheabutter gegeben wird. Dies empfiehlt Djibril Inoussa in seinem Buch Sheabutter – Das Heilige Geschenk Afrikas. Sheabutter ist eine sehr hautverträgliche Nussbutter. Verwendet werden soll auf jeden Fall unraffinierte Sheabutter, die man an ihrem gelblichen Farbton (durch das Betacarotin) erkennt. Sie hat einen nussig-aromatischen Geruch.

Viele Frauen leiden im fortgeschrittenen Alter an trockener Vaginalschleimhaut. Dies kann auch die Freude am Sex beeinträchtigen. Sheabutter wirkt befeuchtend.

Achtung: Besprechen Sie die Problematik mit Ihrer Frauenärztin, in schweren Fällen kann eine östrogenhaltige Creme verordnet werden.

Anleitung:
1 TL Sheabutter in eine saubere kleine Plastikwanne mit warmem Wasser geben, Badedauer ca. 10 Minuten.
Neben der Anwendung als Sitzbad kann Sheabutter lokal aufgetragen werden. Bitte achten Sie in jedem Fall auf Hygiene, d. h. auf saubere Hände.

Apfelessig und Natron bei starken Menstruationsblutungen durch Myome (USA)

„Ich habe Myome und dadurch immer eine sehr starke Menstruationsblutung. Ich war bei verschiedenen Frauenärzten, aber sie wollten mir alle nur die Pille verschreiben. Doch auch als ich die Pille dann genommen habe, wurde es nicht besser. Ich habe dann gedacht, ich muss meine Gesundheit in die eigene Hand nehmen, habe im Internet recherchiert und bin auf eine Seite gestoßen, auf der Frauen alle über genau diese

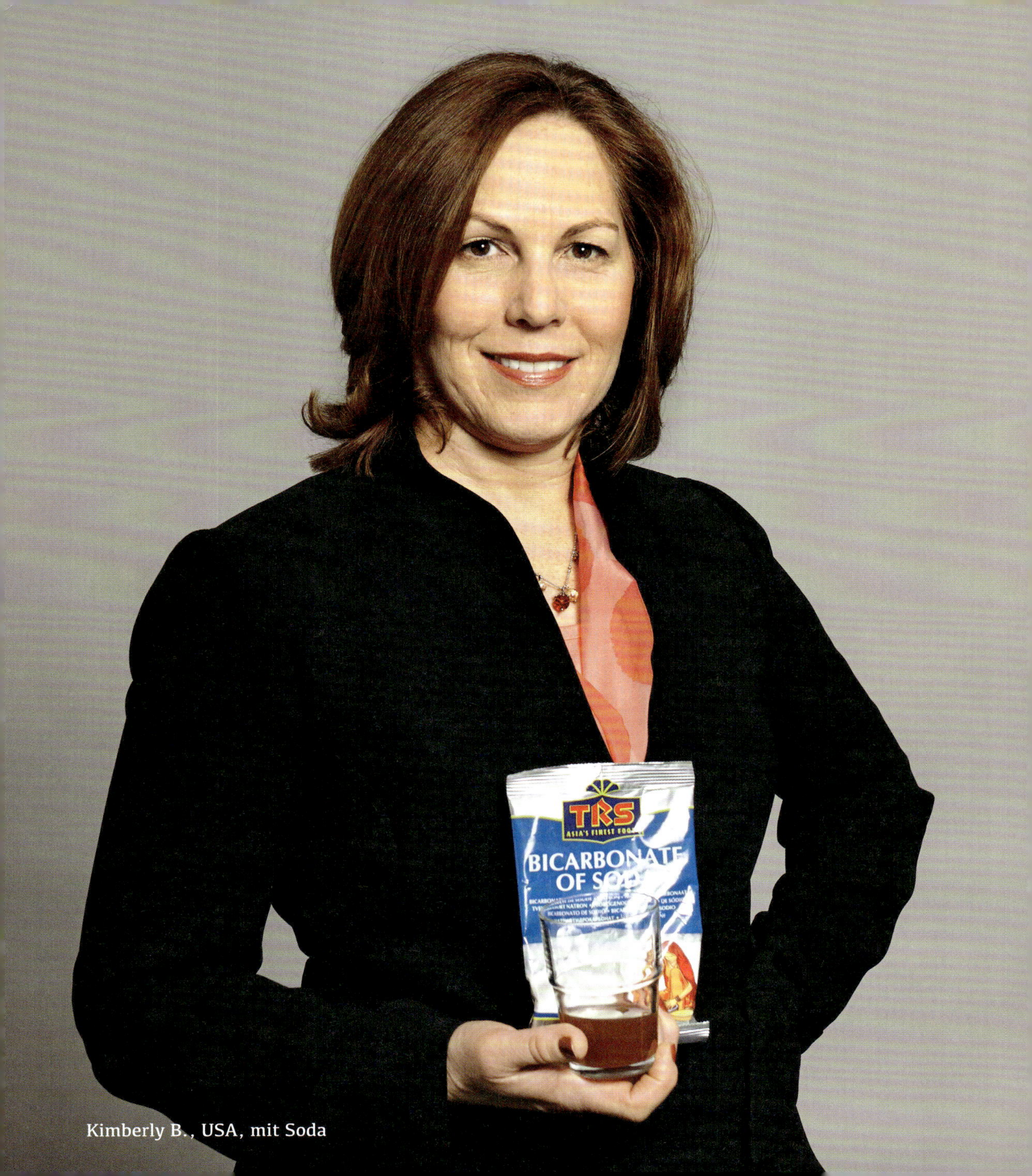

Kimberly B., USA, mit Soda

Beschwerden geklagt haben. Und dort wurde dann ein Mittel beschrieben, das helfen sollte: In ein Glas Wasser gibt man 2 EL Apfelessig. Dazu dann ½–1 TL „baking soda", das nehmen wir in Amerika, aber man kann auch Natron nehmen. Das Ganze schäumt, wie ein Hexenrezept. Dieses Rezept trinke ich mehrmals am Tag, wenn ich meine Periode habe und konnte dadurch die Blutung um die Hälfte reduzieren. Auch die Beschwerden werden weniger."

Das Rezept ist eindrucksvoll. Das amerikanische Produkt „baking soda" besteht aus Natriumhydrogencarbonat und entspricht dem deutschen Produkt Natron. Außerdem wird in manchen Rezeptvarianten „apple cider vinegar" genannt, ein Essig, der aus Apfelcidre oder Apfelmost hergestellt wird und damit nicht ganz unserem hiesigen Apfelessig entspricht. Die Dosierung schwankt im Internet zwischen ¼ und 1 TL Natron, über die Häufigkeit der Einnahme gibt es keine klaren Angaben. Auch über das Wirkprinzip kann man nur wenig sagen: Natron wirkt entsäuernd, der Apfelessig ist sehr mineralstoffreich und wird generell zur Gesundheitspflege empfohlen.

Tipp: Wer sich über die verschiedenen Varianten des Rezeptes informieren möchte, findet im Internet einige Seiten, wenn er in Suchmaschinen die Stichworte „fibroid" (englisch für Myom) und „apple cider vinegar" eingibt.

Fencheltee in den Wechseljahren (Russland)

„Fencheltee beruhigt die Nerven – auch in den Wechseljahren. Über drei Wochen morgens und abends 1 Tasse."

Fencheltee kennt man als Tee für Säuglinge. Die Anwendung bei Wechseljahresbeschwerden ist eine interessante Variante.

Beifuß als Frauenpflanze (Vietnam)

„Beifuß ist in Vietnam eine Volkspflanze, die gibt es in jeder Familie."

Die Vietnamesin Minh Thai Do Thi spricht über ihre umfangreichen Erfahrungen mit Beifuß, Artemisia vulgaris: „An jeder Ecke in Hanoi können Sie Beifuß bestellen – als Omelett mit Beifuß. Für ein ausgewogenes Essen kann man es benutzen, wenn man schwach und müde ist. Wenn man Bauchschmerzen hat, gerade auch für die jungen Frauen mit Periodenschmerzen. Beifuß reguliert Yin und Yang, reguliert den Blutkreislauf, dann kann auch wieder Sauerstoff zum Gehirn. Man kann auch daraus einen Tee machen. Wir nehmen Beifuß immer dann, wenn der Körper merkt, ich bin schwach, mein Blut ist schlecht. Wenn man Rückenschmerzen hat, macht man Beifuß in der Pfanne warm, dann ein bisschen Salz drauf, streut es auf ein Handtuch und legt sich drauf. Dieser Beifuß ist ein bisschen herb, aber sehr gut für den Körper. Er ist gut bei dunklem Blut: Wenn man viel Beifuß isst und trinkt, dann wird das Blut sofort rot." Minh Thai Do Thi berichtet außerdem, dass in Vietnam bevorzugt die jungen, frischen Blätter verwendet werden.

Der Beifuß gilt als eines der ältesten Heilkräuter der Menschheit, er hat eine lange Geschichte als Frauenpflanze. Der lateinische Name Artemisia leitet sich vermutlich von der griechischen Göttin Artemis ab, die als Schutzgöttin der Jagd, der Geburt und der Hebammen beschrieben wird. Beifuß soll bereits vor Urzeiten eingesetzt worden sein, um die Monatsblutung auszulösen, auch legten Frauen früher bei unerfülltem Kinderwunsch Beifußbüschel unter das Bett. Mit Beifußbüscheln haben die Germanen die Betten geschmückt, wenn zur Mittsommernacht um den 21. Juni heidnische Liebesfeste gefeiert wurden.

In der traditionellen europäischen Medizin finden sich zahlreiche Hinweise auf seine Anwendung: Hippokrates, die heilige Hildegard und Paracelsus schätzten ihn als Uterusmittel, als menstruationsförderndes oder magenstärkendes Mittel. Lonicerus stellte die blutungsfördernde, uterusreinigende und geburtserleichternde, vor allem die nachgeburtbefördernde Wirkung in den Vordergrund.

Heute ist Beifuß hauptsächlich ein Gewürz für den Gänsebraten. Tatsächlich ist er jedoch eine wirksame Heilpflanze bei Magenbeschwerden, wirkt stärkend, appetit- und verdauungsfördernd, erwärmend, schweißtreibend, menstruationsauslösend und geburtseinleitend. Als Gegenanzeige gilt die Schwangerschaft. Die Anwendung bei Frauenleiden sollte mit der Frauenärztin abgesprochen werden.

Melassetrunk bei Eisenmangel (Indien)

Das folgende Rezept wurde uns von einer ayurvedischen Gesundheitsberaterin mitgeteilt. Zuckerrübenmelasse, wie auch Zuckerrübensirup, enthält viel Eisen, das gerade in Verbindung mit Vitamin C gut aufgenommen wird.

Rezept:
Für ein Glas Melassetrunk löst man einen Löffel Zuckerrübenmelasse (aus dem Bioladen) in etwas heißem Wasser auf, gießt mit kühlem Wasser auf und fügt den Saft einer halben Zitrone hinzu. Täglich ein Glas trinken.
Achtung: Danach Zähne putzen.
Das Rezept über 7 Wochen als Kur anwenden: 3 Wochen Einnahme, 1 Woche Pause, 3 Wochen Einnahme.

Teezubereitung:
Pro Tasse 1 gestrichenen TL Fenchelsamen (angestoßen, alternativ in einzeln eingeschweißtem Teebeutel) mit 150 ml kochendem Wasser übergießen. Zugedeckt 10 Minuten ziehen lassen, abseihen. Mehrmals täglich eine Tasse trinken.

Stärkung der Gefäße und des Stoffwechsels

Bittermelone bei Diabetes (Sri Lanka)

„Das Besondere an der Bittermelone ist, dass sie gegen Diabetes hilft."

Bittermelone (Bittergurke) hat einen mittlerweile nachgewiesenen antidiabetischen Effekt. Zwar gibt es auch Präparate aus Bittermelone (keine Selbstmedikation!), gemeint ist jedoch von der Teilnehmerin, die von der Bittergurke berichtet, dass in ihrer Heimat die Bittergurke gerade bei Diabetikern in den Speiseplan integriert wird. Eine gute Anregung, nicht nur für Diabetiker. Denn Bitterstoffe stärken allgemein, regen die Verdauung und den Stoffwechsel an.

Paksiw

Rezept:
1 Bittermelone
etwas Salz
1 Aubergine
1 saurer Apfel (Boskop)
1 Zwiebel
1 kg Fisch, fest und weiß und/oder Lachs
300 ml Wasser
4 EL Obstessig
1 Knoblauchzehe
1 Stück Ingwer, walnussgroß

Bittermelone längs halbieren, das weiche Innere entfernen, mit Salz bestreuen, 15 Minuten ziehen lassen, anschließend die Melone sanft ausdrücken und unter fließendem Wasser abspülen, in Stücke schneiden. Die Aubergine ebenfalls in Stücke schneiden, den Apfel schälen und achteln, die Zwiebel achteln, den Knoblauch zerdrücken, den Ingwer halbieren und leicht andrücken.
Den Fisch in etwas Öl anbraten. Wasser mit Obstessig, Zwiebel, Knoblauch und Ingwer aufkochen lassen. Die Bittermelone dazugeben, 5 Minuten später

die Auberginenstücke. Hitze reduzieren (darf nicht mehr kochen). Weitere 5 Minuten später den Fisch, noch einmal 5 Minuten später die Apfelschnitze in den Topf geben.
Als Beilage eignen sich Reis, Kochbananen oder Süßkartoffeln. Kann sehr gut 1–2 Tage vor Verzehr zubereitet werden.

Zwiebelwasser für die Gefäße (Vietnam)

„Man muss Zwiebeln kleinschneiden und kochen und dann den Saft trinken. Die Zwiebel ist gut, um die Blutgefäße sauber zu machen."

Zwiebelwasser ist eine sinnvolle Empfehlung. Zwiebeln gelten als Lebensmittel, die der Gesundheit von Herz und Gefäßen zugute kommen.

Knoblauch-Elixier für die Blutgefäße (Österreich)

Das folgende Rezept stammt von Dr. Karin Buchart, die in Unken in der Nähe von Salzburg eine Akademie zur Erforschung von Traditionellem Heilwissen aufgebaut hat.

Zitrone und Knoblauch sind eine gute Mischung, die sich immer wieder findet – zur Infektabwehr und vor allem zur Pflege der Blutgefäße, auch gezielt gegen Verkalkung.

Rezept für Knoblauchelixier:
30 geschälte Knoblauchzehen und 5 ungeschälte und unbehandelte Zitronen klein schneiden, in den Mixer geben und zerkleinern. In einen Topf geben, etwa 1 Liter Wasser dazu gießen und einmal aufkochen. Dann abseihen und in eine Flasche füllen. Im Kühlschrank aufbewahren. 2 x 3 Wochen lang eine Kur mit täglich 1 Stamperl Knoblauch-Elixier durchführen, dazwischen eine Woche Pause einlegen.

Anregende Mittel für Nieren und Blase

Schwarzkümmel für die Nieren (Nordkorea)

„Schwarz ist die Farbe von den Nieren. Alles, was schwarz ist, ist gut für die Nieren."

Aus Sicht der TCM wird jedem Organ eine Farbe zugeordnet. Das ist bei den Nieren die Farbe schwarz. Entsprechend wird schwarzen Lebensmitteln ein positiver Effekt für die Nieren zugeschrieben. Dabei kann es sich um schwarze Bohnen, schwarzen Reis oder auch Schwarzkümmel („schwarzer Sesam") handeln. Die Schwarzkümmelsamen sollten klein gemörsert oder als Öl genossen werden, um nicht unverdaut ausgeschieden zu werden.

Hiobstränen für die Nieren (Nordkorea)

„Wenn man Probleme hat mit den Nieren, wenn man immer friert, ist dieser Tee gut für die Ausscheidung – und gut für die Augen. Man kann ihn monatelang trinken. Die Hiobstränen werden geröstet, über Nacht in Wasser eingeweicht. In 1 Liter Wasser gibt man eine Handvoll Getreide davon, kocht das. Es ist auch gut für die Kosmetik, man kriegt eine schöne Haut. Hiobstränen sind in Korea sehr bekannt."

Hiobstränengras *(Coix lacryma-jobi)* ist hierzulande wenig bekannt. Es handelt sich um eine spezielle Perlgraupenart, die zu den in Ostasien beheimateten Süßgräsern gehört. Sie gelten in der chinesischen Medizin als wichtige Heilmittel gegen Feuchtigkeit und Schleim.

Sie wirken kühlend und ausscheidend und verstärken die Energie von Nieren und Lunge. Hiobstränen sind glutenfrei.

Teebaumöl bei Blasenentzündung (Australien)

„Ich war in Australien unterwegs und hatte einen starken Harnwegsinfekt – mit den bekannten Beschwerden: erst starker Harndrang, dann kamen nur Tropfen, alles mit

starken Schmerzen verbunden. Ich war als Touristin unterwegs und hatte kaum Medikamente dabei, aber eben eine kleine Flasche mit australischem Teebaumöl. Weil ich mir wirklich gar nicht anders zu helfen wusste, nahm ich Teebaumöl innerlich ein, 2–3 Tropfen auf einem Stück Zucker oder in etwas Möhrensaft, dreimal täglich über drei Tage. Es hat sensationell geholfen."

Teebaumöl wird üblicherweise äußerlich eingesetzt. Die hier beschriebene Schilderung zeigt, dass in der Not die keimmindernden und desinfizierenden Eigenschaften des Teebaumöls auch innerlich genutzt werden können. Wichtig ist dennoch, die Verträglichkeit stets zunächst durch das Auftragen von 1–2 Tropfen Öl in der Ellenbogenbeuge zu testen.

Heilmittel für die Gelenke

Kohlauflage bei Gelenkbeschwerden (Polen)

„In meiner Heimat nehmen sie Weißkraut – die großen Blätter –, rollen sie ein bisschen und legen sie dann auf die Gelenke. Dann ändert sich die Farbe, der Kohl zieht die Entzündung heraus. Wichtig: Immer wechseln!“

Die Anwendung von Kohl bei Gelenkbeschwerden ist weit verbreitet. Durch das Walken werden die Zellwände in den Kohlblättern aufgebrochen, es bilden sich antibakteriell wirkende Senföle.

Anleitung für Kohlauflage:
Die dunklen äußeren Kohlblätter (Weißkohl, Wirsing) abwaschen, trocken tupfen und dicke Blattadern herausschneiden, damit es nicht zu schmerzhaftem Druck kommt. Blätter auf einem Resopalbrettchen mit einer sauberen Glasflasche rollen, bis etwas Saft austritt. Die Kohlblätter dachziegelartig überlappend von unten nach oben auf das Gelenk auflegen und mit einer Kompresse oder einem Baumwolltuch bedecken. Mit Mullbinde oder elastischer Binde umwickeln und fixieren. Mindestens eine Stunde, am besten über Nacht anlegen. Abnehmen, wenn die Schmerzen sich verstärken oder der Kohl sich verfärbt.

Quark und Kohl bei Gelenkbeschwerden (Deutschland)

„Ich mache auf schmerzende Gelenke erst Quark und dann ein Weißkohlblatt außen herum, wie ein Pflaster. Das ist sehr praktisch.“

Der Charme der Empfehlung liegt in der Kombination der Kohlblätter mit dem Quark. Denn auch Quark wird als Auflage eingesetzt, vor allem bei heißen Gelenken. Die Idee mit dem Kohlblatt als „Verband“ ist eine besonders praktische Kombination der beiden Anwendungen.

Hausmittel zur Pflege der Haut

Wegerichauflage bei Furunkeln (Bayern)

„Nach dem Krieg sind wir von Danzig nach Dänemark geflüchtet. Ich hatte Furunkel und meine Mutter hatte eitrige Fingernägel. Sie hat dann Breitwegerich gepflückt, geklopft und auf die Furunkel gelegt. Das hat die Entzündung herausgezogen."

Der Breitwegerich *(Plantago major)* ist ein botanischer Verwandter des Spitzwegerichs. Auch er hat deutliche Blattrippen, das Blatt ist jedoch sehr viel runder, mit einer kleinen Spitze, es wächst in einer Rosette oft flach auf dem Boden. Breitwegerich enthält Wirkstoffe wie z. B. Allantoin, die entzündungshemmend wirken. Gerne werden Breit- wie Spitzwegerichblätter auch bei Insektenstichen verwendet oder bei wunden Füßen.

Achtung: Suchen Sie bei Nagelumlauf (eitrige Fingernägel) bitte den Arzt auf.

Zwiebel und Salz bei Hühneraugen (Iran)

„Wenn man ein Hühnerauge oder Hornhaut hat, z.B. am kleinen Zeh, eine Zwiebel nehmen und längs halbieren. Durch das Entfernen der innersten Schichten eine kleine Schale machen und da etwas Salz rein geben. Das ergibt nach einiger Zeit einen Saft. Von diesem Saft dreimal am Tag etwas auf die Haut tropfen. Mit Pflaster oder Stoff verbinden."

Und noch ein Zwiebelrezept! Senföle wirken keimmindernd, durch das Salz wird der Zwiebelsaft ausgezogen. Salz wirkt zudem auf der Haut durchblutungsfördernd.

Urin bei Wunden (Australien)

„In Australien pinkeln Bushwalkers, die vom Laufen Wunden haben, auf die Wunden, um sie mit einer sterilen Lösung zu reinigen, denn frischer Urin ist steril. Außerdem

wurde von den Aborigines weiße Asche benutzt, um Wunden zu desinfizieren. Sie wurde mit Wasser vermischt und auf die Wunden getan. Das führte dazu, dass die Wunden neues Gewebe (Keloid) bilden."

Urin ist steril – und damit, wenn keine Harnwegsinfektionen oder Nierenkrankheiten vorliegen, eine gute erste Hilfe für die Behandlung von Wunden. Die Anwendung von Urin stellt einen wichtigen Bestandteil der so genannten „Schmutzapotheke" dar, die im Mittelalter gerade in Notzeiten von Bedeutung war.

Teebaumöl bei Nagelpilz (Australien)

Teebaumöl ist ein bekanntes Hausmittel gegen alle möglichen Arten von Pilzen. In einer Studienarbeit untersuchte André Langner (B.Sc. Komplementärmedizin) die Effekte bei Nagelpilzinfektionen und Akne. Beim Nagelpilz war der Effekt dem konventionellen Arzneimittel Clotrimazol vergleichbar. Die Ausbreitung der Pilzsporen wird durch die Gabe von Teebaumöl signifikant eingedämmt. Gleichzeitig scheint es sinnvoll zu sein, das Teebaumöl mit anderen Maßnahmen zu kombinieren.

Haferstrohbad bei Hautproblemen und Neurodermitis (Polen)

„Mein Sohn hat viele Probleme mit der Haut. Ich mache dann einen Tee mit Haferstroh. Das Haferstroh koche ich ungefähr 15 Minuten und lasse ihn dann noch ein bis zwei Stunden stehen. Durch ein Sieb gieße ich den Tee in eine kleine Wanne mit etwas warmem Wasser und setze meinen Sohn hinein. Ich wasche ihn mit dem Tee ab, immer wieder, den ganzen Körper. Dann rühre ich Honig mit etwas Mehl an und streiche ihn damit ein, am Rücken und am Hals. Danach wieder mit dem Tee abspülen. Man kriegt eine ganz weiche, ganz schöne Haut."

Haferstroh enthält Kieselsäure, außerdem Farbstoffe (Flavonoide) und Seifenstoffe. Es wirkt entzündungshemmend und zusammenziehend. Das Stroh wird eingesetzt bei entzündlichen Hauterkrankungen, speziell, wenn sie begleitet sind von Juckreiz, auch zum Beispiel unterstützend bei Neurodermitis. Man nimmt 100 g Haferstroh für ein Vollbad, für ein Bad wie hier beschrieben entsprechend weniger.

Achtung: Keine Bäder bei nässenden, großflächigen Ekzemen und Hautverletzungen, bei fieberhaften und infektiösen Erkrankungen.

Olivenölpackung und Teebaumshampoo gegen Kopfläuse (USA)

Wie kann man Kopfläusen zu Leibe rücken? Es gibt viele chemische und pflanzliche Mittel. Aber es gibt auch ein ganz einfaches „physikalisches Mittel", das von der „Lice Lady" aus Amerika publik gemacht wurde (www.thelicelady.net). Es handelt sich dabei um eine Olivenölpackung, bei der die Nissen vom Haar gelöst werden und die Läuse selbst im Öl „ertrinken" bzw. ersticken. Dass Olivenöl auch als Pflege für die Haare verwendet wird, kann man sich unschwer denken: Diese Maßnahme ist für die betroffenen Kinder völlig ungefährlich. Anschließend wird das Haar mit Shampoo und Teebaumöl (selbst gemischt) gewaschen.

Anleitung für Olivenpackung:

Sie brauchen einen „Stielkamm" mit langem dünnen Griff, um die Haare zu teilen, einen Nissenkamm, eine große Flasche Olivenöl, zwei Duschhauben, ein normales Shampoo und ein Fläschchen Teebaumöl.

Den Kopf mit Olivenöl einreiben, bis alle Haare darin getränkt sind. Zwei Duschhauben aufsetzen („doppelt hält besser"). Mindestens acht Stunden einwirken lassen.

Erst mit dem Stielkamm durchkämmen, danach mit dem Nissenkamm Strähne für Strähne von der Kopfhaut bis zu den Spitzen auskämmen, anschließend den Nissenkamm in einer doppelten Lage Toilettenpapier reinigen und kontrollieren. Nun die gleichen Strähnen „von unten" kämmen.

Wenn der ganze Kopf gekämmt ist (und das kann, wenn man es gründlich macht, dauern, eine schöne DVD oder ein Hörbuch fürs Kind hilft dabei),

werden die Haare ausgewaschen. Die Licelady empfiehlt dafür ein flüssiges Geschirrspülmittel, um das ganze Öl zu entfernen.
Das Haar zweimal shampoonieren, mit Shampoo und Teebaumöl (im Verhältnis 8:1 gemischt). Eine Pflegespülung (Conditioner) verwenden und dann wieder kämmen, föhnen und auf Nissen kontrollieren.
Nach dieser Prozedur, die der Läusebefall leider in jedem Fall mit sich bringt, ob nun mit Läuseshampoo oder der beschriebenen Olivenpackung, müssen die Haare für 10 Tage zweimal täglich gekämmt werden, danach einmal täglich.

Der Olivenöltrick ist besonders dann geeignet, wenn Kinder zu Läusen neigen oder in Kindergartengruppen oder Klassen sind, in denen Läuse immer wieder „umgehen“. Chemie ist nicht schlecht, aber zu oft sollte man sie nicht einsetzen, zudem sind manche Läusestämme heute bereits gegen die gängigen Pestizide resistent. Und manche Kinder reagieren mit einer gereizten Kopfhaut. Die Olivenölpackung ist eine vor allem für das Kind völlig unschädliche Alternative, die zudem auch noch die Haare pflegt. Und sie funktioniert, wenn man alles richtig macht.

Schönheitstipps aus aller Welt

Shampoo selbstgemacht (USA)

„In den USA gibt es die „No poo-Bewegung", von „No Shampoo". Ich hatte auch Probleme mit Shampoo, meine Haare wurden immer trockner und haben immer mehr gejuckt. Jetzt mache ich mein Shampoo aus Roggenmehl und Tee selber und bin viel glücklicher, und der Glanz ist viel besser."

Tatsächlich finden sich im Internet zahlreiche Hinweise und Rezepte zu der shampoofreien Haarpflege, z. B. unter www.nopoomethod.com und www.hairbuddha.net. Verwendet werden hier zum Beispiel Natron, Apfelessig, Kokosnussöl, Zitronensaft etc.

Rezept für Shampoo und Spülung:
Für ein Shampoo 4 EL Roggenmehl mit so viel Wasser vermischen, bis es leicht flüssig wird, nicht zu dick, nicht zu flüssig. In die Haare geben und einmassieren. Man braucht lange, bis man alles ausgespült hat und kann dafür gut einen Kamm verwenden.
Als Spülung 2 EL Süßholzwurzel, 2 EL Kamille und/oder Ringelblume (gut für blonde Haare) oder 1 EL Sweet Basil (tulsi) (gut für braune Haare) mit kochendem Wasser übergießen, 15 Minuten ziehen lassen, abseihen und abkühlen lassen. Ein paar Tropfen Lavendelöl dazu geben, dann die Spülung über die Haare gießen, muss nicht ausgewaschen werden. Süßholz sorgt dafür, dass das Haar leicht kämmbar ist. Für eine Spülung kann man auch 2 EL Backpulver in warmem Wasser auflösen.

Molkebad zur Hautbefeuchtung (Österreich)

Molke ist das einzige basische Milchprodukt. Mit Molkenbädern wird die Haut befeuchtet und belebt. Dafür 400 g Molkenpulver süße Molke als Hautschutz im

Badewasser auflösen, bei Hautausschlag 400 g Molkenpulver saure Molke. Wer Molke vom Bauern oder der Käserei bekommt, sollte diese nutzen!

Hautpflege und Haarkur mit Kokosöl (Indien und tropische Länder)

Eine besonders wichtige Substanz für die Schönheitspflege ist das Kokosöl. In Indien wird Kokosöl als Haarkur angewendet, um schönes, gesundes und glänzendes Haar zu haben.

In den Tropen wird das Kokosöl bei Schuppen oder Haarausfall direkt in die Kopfhaut großzügig einmassiert.

Zahlreiche Anwendungen aus Ländern, in denen die Kokospalme wächst, weisen auf den Einsatz zur Hautpflege oder auch bei Hautproblemen hin, Kokosöl wird für die Haut und Haare sowohl als kosmetisches Produkt wie auch als Heilmittel verwendet. Die Haut soll durch Kokosöl jünger aussehen, und Falten sollen verringert werden. In vielen Kulturen findet man das Kokosöl als Schutz für die Haut und Haare gegen schädigende Umwelteinflüsse.

Anleitung für Haarkur:
Nach dem Waschen Kokosöl in das noch feuchte Haar einmassieren, vor allem in die Spitzen der Haare, da diese in der Regel trockener sind und das Öl am besten aufnehmen können. Bei kurzen Kuren wird das Öl nur ein paar Stunden auf den Haaren gelassen. Viele Frauen lassen jedoch das Öl über Nacht auf die Haare einwirken. Am nächsten Morgen das Öl gründlich ausspülen und die Haare erneut waschen. Nach dem Haarewaschen werden die Haare an der Luft getrocknet, um Spliss zu vermeiden.

Anti-Aging mit Granatapfel (Iran)

„Jeden Tag Granatapfel als Saft oder als Obst essen. Das sind reine Antioxidanzien. Man sieht jünger aus, die Haut ist glänzender und frischer, und Alterungsprozesse verlangsamen sich."

Gesichtsreinigung mit Tonerde (Burkina Faso) oder Mandelmus (Deutschland)

„In Afrika nehmen wir weiße Tonerde und mischen sie mit Wasser. Dann machen wir damit das Gesicht sauber. Oder wir reiben den ganzen Körper damit ab und duschen danach. Für das Gesicht machen wir auch eine Maske aus weißer Tonerde, die wir dann abspülen. Das Gesicht wird mit frischer Milch danach abgewaschen."

„Es gibt teure Produkte mit Mandelmehl. Man kann aber auch im Bioladen Mandelmus kaufen und immer mit ein bisschen Wasser mischen. Damit dann das Gesicht reinigen."

Gesichtspflege mit Joghurt (Libanon) und Banane (Libanon)

„Für das Gesicht Joghurt und Honig mischen. Eine Frau hat mir das gesagt, die eine so schöne Haut und ein so schönes Gesicht hatte."

„Ich hab' trockene Haut und mische jeden Morgen eine Banane und einen kleinen Löffel Honig zusammen 15 bis 20 Minuten auf das Gesicht. Und dann mit ein bisschen lauwarmem Wasser waschen."

Danksagung

An diesem Buch haben über 40 Frauen mitgewirkt. Sie haben ihr Wissen geteilt, sich umgehört, nachgefragt, recherchiert und kommentiert.

Zunächst möchten wir Frau Maria Macher danken, der Projektleiterin der Neuköllner Stadtteilmütter, die die Teilnehmerinnen für die ersten Workshops im Jahre 2012 angesprochen hat: Sirinan Akgün, Dorota Dutkowska, Samira Kassab, Lamyaa Elamrousy, Nursen Özen, Chaerani Schellpeper, Christiana Aning, Janna Schmidt, Jania Magalhaes-Kley, Chand Sultana Khan, Adeline Ilboudo, Anisa Hazim, Amal Gojou und Melike Erdem.

Weitere mündliche Hinweise stammen von Mitgliedern und FreundInnen von Natur und Medizin e. V. und der Werkstatt Ethnologie Berlin e. V. (WEB). Zu ihnen zählen Mehry Ostovari, Caroline Plewnia, Anne-Kathrin Glück, Gisela Crispino, Mabel Sabadin, Inga Knaub, Kimberley Bohle, Suzan Maya, Barbara Gleißner, Edit Nevermann, Sabiha Erdag, Ola Kulma de domo Suleja, Christine Heubel, Anne Gerasch, Sibylle Rettschlag, Edith Ershad, Christa Cohrs, Heike Weinert, Christl Bruncks, Silke Hemmen, Sabine Boës, Jadla Brzezinski und Bouchra Siaf.

Für die erweiterte Neuauflage organisierte die WEB unter der Leitung von Elisabeth Hirsch und Caroline Contentin El Masri mit Annette Kerckhoff zwei weitere Workshops, an denen u. a. Khloud Zaher-Iraqi, Cha-Hee Nam, Minh Thai Do Thi, Gülseren Pekman, Anisa Opschniska, Dinkenesh Hebben und Kimberley Bohle teilnahmen, unter ihnen professionell arbeitende Frauen aus dem Gesundheitsbereich: Khloud Zaher-Iraqi ist Heilpraktikerin und hat einen Kräuterladen in Berlin-Neukölln, Cha-Hee Nam betreibt eine Heilpraxis für Akupunktur und TCM, Inga Knaub ist Krankenschwester in einer naturheilkundlichen Klinik und Wickel-Expertin. Teilnehmerinnen der Workshops von 2012 wie auch „neue" Frauen erklärten sich bereit, bei dem Fotoshooting im Januar 2016 mitzumachen. Ihnen allen ein herzliches Dankeschön.

Auch aus dem Bekannten- und Kollegenkreis wurden wir unterstützt: Hanna Piruzram steuerte das Rezept für Ab Gusht bei. Dr. Karin Buchart forscht zu österreichischen Volksheilmitteln und hat die TEH-Akademie gegründet, auch von ihr durften wir Rezepte übernehmen, z. B. von den Essigpatscherln und der Knoblauchtinktur.

Für die Neuauflage konnten zudem die Ergebnisse von studentischen Arbeiten aus der Hochschule für Gesundheit & Sport, Technik & Kunst, Berlin, einfließen. Ein besonderer Dank geht hier an Philipp Wellhöfer, Lisa Dick, Nepomuk Siebert, André Langner, Felicia Fischer, Alexander Müller, Marina Strobel, Sieglinde Werner und Saskia Dissmann. Auch an der Hochschule Coburg wurden im Studiengang Integrative Gesundheitsförderung zahlreiche Veranstaltungen zu Selbsthilfestrategien durchgeführt, aus denen wir schöpfen konnten. Namentlich sei hier Annekatrin Büttrich genannt. Schließlich sei Ellen Schenker Dank für die Bereitstellung ihrer Masterarbeit (Viadriana, Frankfurt/Oder) über den Beifuß gesagt. Für die medizinische Beratung danken wir Dr. med. Michael Elies, für die Porträts im Innenteil Nina Pieroth. Für die finanzielle Unterstützung danken wir Carstens-Stiftung: Natur und Medizin, für die kostenlose Bereitstellung der Räumlichkeiten Mehringhof e. V.

Ein echtes Netzwerk-Projekt also, das hoffentlich viele weitere Frauen anregt, sich nach Hausmitteln und Selbsthilfetipps umzuhören und diese auszutauschen.

Quellen und Literatur

Quellen

Buchardt K: Vergessene Hausmittel. Salzburg: Servus Verlag; 2015
Burgerstein L: Burgersteins Handbuch Nährstoffe. 11. überarbeitete Auflage. Heidelberg: Haug Verlag; 2007
Fintelmann R, Weiss RF: Lehrbuch der Phytotherapie. Stuttgart: Hippokrates Verlag in MVS; 2009
Gerhard I, von Ganski N: Die neue Pflanzenheilkunde für Frauen. München: Zabert Sandmann; 2011
Guthjahr M: Kochen mit den Gaben Gottes. Brunsbek: Cadmos Verlag; 2008
Haar G: Kochkulturen. Essen wie in fremden Ländern. Stuttgart: Klett 1999
Hilliges IM: Afrikanische Liebesmagie. München: Deutscher Taschenbuch Verlag 2000
Hirt HM, M'Pia B: Natürliche Medizin in den Tropen. Heilen und Pflegen mit tropischen Pflanzen. Arzneimittel und Kosmetika selbst herstellen. Winnenden: anamed 2001
Hornfeck S, Ma N: Die acht Schätze der chinesischen Heilküche. München: Deutscher Taschenbuch Verlag 2004
Inoussa D: Sheabutter. Das heilige Geschenk Afrikas. Bremen: Salzwasser-Verlag 2009
Multikulturelle NachbarschaftsGarten Neukölln e.V.: Zwiebelsaft, Beinwell & Co. Gesundheit, Ernährung und Lebensstil von NutzerInnen des interkulturellen Pyramidengartens in Berlin-Neukölln. 2. Aufl. Berlin-Neukölln 2011
Nowikowa N Buthie B: Russische Volksmedizin. Alltagsbeschwerden von A bis Z natürlich und sanft heilen. München: nymphenburger 2011
Schilcher I, Kammerer S, Wegener T: Leitfaden Phytotherapie. 4. Auflage, München: Urban und Fischer 2010.
Schlenker E: Wandel der Phytotherapie von seinen Anfängen bis heute aus sozialpolitischer, ethnomedizinischer, kultureller und topografischer Sicht am Beispiel von Beifuss, Frankfurt/Oder 2013
Schrott E: Ayurveda für jeden Tag. 8. Aktualisierte Taschenbuchausgabe. München: Mosaik Verlag 2002

Schuhbeck A: Meine Reise in die Welt der Gewürze. München: Zabert Sandmann Verlag 2011
Wade C: Orientalische Geheimnisse für Gesundheit und langes Leben. Freiburg i.B.: Verlag Hermann Bauer KG 1973
Zimmermann E: Aromatherapie für Pflege- und Heilberufe. Stuttgart: Karl F. Haug Verlag in MVS 2011
Zoller A, Nordwig H: Heilpflanzen der Ayurvedischen Medizin. Ein praktisches Handbuch. Heidelberg: Karl F. Haug Verlag 1997

Forschungsergebnisse (Auswahl)

Al-Waili NS: An alternative treatment for pityriasis versicolor, tinea cruris, tinea corporis and tinea faciei with topical application of honey, olive oil and beeswax mixture: an open pilot study. Complement Ther Med. 2004; 12 (1): 45–47.
Batista AL, Lins RD, de Souza Coelho et al: Clinical efficacy analysis of the mouth rinsing with pomegranate and chamomile plant extracts in the gingival bleeding reduction. Complement Ther Clin Pract. 2014; 20 (1): 93–98.
Bravo L, Mateos R, Sarriá B et al.: Hypocholesterolaemic and antioxidant effects of yerba mate (Ilex paraguariensis) in high-cholesterol fed rats. Fitoterapia. 2014; 92: 219–229.
Chen YJ, Huang YC, Tsai TH, Liao HF: Effect of Wasabi Component 6-(Methylsulfinyl)hexyl Isothiocyanate and Derivatives on Human Pancreatic Cancer Cells. Evid Based Complement Alternat Med. 2014; 2014: 494739. doi: 10.1155/2014/494739.
Eid N, Osmanova H, Natchez C et al.: Impact of palm date consumption on microbiota growth and large intestinal health: a randomised, controlled, cross-over, human intervention study. Br J Nutr. 2015; 114 (8): 1226–1236.
Fuangchan A, Sonthisombat P, Seubnukarn T et al.: Hypoglycemic effect of bitter melon compared with metformin in newly diagnosed type 2 diabetes patients. J Ethnopharmacol. 2011; 134 (2): 422–428.
Fuke Y, Hishinuma M, Namikawa M et al.: Wasabi-derived 6-(methylsulfinyl) hexyl isothiocyanate induces apoptosis in human breast cancer by possible

involvement of the NF- B pathways. Nutr Cancer. 2014; 66 (5): 879–887.
Haehner A, Tosch C, Wolz M et al: Olfactory training in patients with Parkinsons's disease. PloS One. 2013; 17; 8 (4).
McKay DL, Chen CY, Saltzman E, Blumberg JB: Hibiscus sabdariffa L. tea (tisane) lowers blood pressure in prehypertensive and mildly hypertensive adults. J Nutr. 2010; 140 (2): 298–303.
Nikakhlagh S, Rahim F, Aryani FH et al.: Herbal treatment of allergic rhinitis: the use of Nigella sativa. Am J Otolaryngol. 2011; 32 (5): 402–407.
Salem S, Salahi M, Mohseni M et al.: Major dietary factors and prostate cancer risk: a prospective multicenter case-control study. Nutr Cancer. 2011; 63 (1): 21–27.
Samieri C, Féart C, Proust-Lima C et al.: Olive oil consumption, plasma oleic acid, and stroke incidence: the Three-City Study. Neurology. 2011; 77 (5): 418–425.
Sood P, Devi MA, Narang R et al.: Comparative efficacy of oil pulling and chlorhexidine on oral malodor: a randomized controlled trial. J Clin Diagn Res. 2014; 8 (11): ZC18-21.
Starley IF, Mohammed P, Schneider G, Bickler SW: The treatment of paediatric burns using topical papaya. Burns. 1999; 25 (7): 636–639.
Tsai CH, Chen EC, Tsay HS, Huang CJ: Wild bitter gourd improves metabolic syndrome: a preliminary dietary supplementation trial. Nutr J. 2012; 11: 4.

Ethnomedizin und Medical Anthropology

Dilger H, Hadolt B (Hrsg.): Medizin im Kontext. Krankheit und Gesundheit in einer vernetzten Welt. Frankfurt a.M.: Peter Lang Verlag; 2010
Frank R: Globalisierung und Kontextualisierung heterodoxer Medizin. Homöopathie und Ayurveda in Deutschland und Indien. Bielefeld: Tran-script-Verlag; 2004
Greifeld K (Hrsg.): Ritual und Heilung. Eine Einführung in die Ethnomedizin. Berlin: Dietrich Reimer Verlag; 2003
Huschke S: Fragiles Netz. Krankheitserfahrungen undokumentierter Latinas in Berlin. In: Falge C et al.: Gesundheit in der Illegalität. Rechte von Menschen ohne Aufenthaltsstatus. Baden Baden: Nomos; 2009

Knipper M, Yasar B: Migration und Gesundheit. Studie im Auftrag der Konrad-Adenauer-Stiftung e.V., Sankt Augustin und Berlin; 2010

Kotte G: Wissen, Körper, Kompetenz. Das Erleben von Schwangerschaft, Geburt und Wochenbett von chinesischen Frauen in Berlin. Berlin: Weißensee-verlag; 2009

Krause K: Transnational therapy networks among Ghanaians in London. Journal of Ethnic and Migration Studies. 2008; 34 (2): 235–251

Lux T (Hrsg.): Kulturelle Dimensionen der Medizin. Ethnomedizin – Medizinethnologie – Medical Anthropology. Berlin: Dietrich Reimer Verlag; 2003

Meier zu Biesen C: The Rise to Prominence of Artemisia annua L. – The Transformation of a Chinese Plant to a Global Pharmaceutical. African Sociological Review. Revue Africaine de Sociologie. 2010; 14 (2): 24–46

Myrius M et al.: Medizin für Menschen ohne legalen Aufenthaltsstatus. Menschenrechte und Ethik in der Praxis des Gesundheitssystems. Göttingen: V&R unipress; 2011

Pieroni A, Vandebroek I (Hrsg.): Traveling Cultures and Plants. The Ethnobiology and Ethnopharmacy of Human Migrations. New York: Berghahn Books; 2009

Spector R: Cultural Diversity in Health and Illness. New Jersey: Pearson; 2009

Tao IF: Akupunktur zwischen Mythos und Moderne. Essen: KVC; 2009

Unschuld PU: Das Heil der Mitte. Katalog zu einer Ausstellung über Theorie und Praxis, Ursprung und Gegenwart der Medizin in China in Linz 2005-2006. München: Cygnus; 2005

Wolf A, Stüzer M (Hrsg.): Die gesellschaftliche Konstruktion von Befindlichkeit. Ein Sammelband zur Medizinethnologie. Berlin: VWB; 1996

Wolf A, Hörbst V (Hrsg.): Medizin und Globalisierung. Universelle Ansprüche – lokale Antworten. Münster: Lit (Reihe: Medizinkulturen im Vergleich Bd. 19); 2003

Wolf A (Hrsg.): Medizinethnologische Herausforderungen. Die AG Medical Anthropology in der Deutschen Gesellschaft für Völkerkunde e. V. Curare. 2004; 27 (1+2)

Interessante Adressen

Stadtteilmütter Neukölln

Diakoniewerk Simeon GmbH
Bereich Soziales & Integration
Modellprojekt Stadtteilmütter in Neukölln im Rathaus Neukölln
Karl-Marx-Straße 83, 12040 Berlin
Projektleiterin: Maria Macher
www.diakoniewerk-simeon.de
E-Mail: stadtteilmuetter@diakoniewerk-simeon.de
Weitere Informationen: www.stadtteilmuetter.de

anamed international e. V.
Geschäftsführer: Dr. Hans-Martin Hirt
Schafweide 77, 71364 Winnenden
www.anamed.org

Der Freundeskreis „Aktion natürliche Medizin in den Tropen" wurde 1986 in einem Dorf im ehemaligen Zaire, heute Demokratische Republik Kongo, durch den Apotheker Dr. Hans-Martin Hirt und einheimische Heilkundige mit dem Ziel der eigenverantwortlichen Gesundheits- und Nahrungsvorsorge in den Tropen gegründet: „Vor Ort vorhandene Mittel und Fähigkeiten zum Überleben!"

Multikultureller Nachbarschaftsgarten Neukölln e. V.

Columbiadamm 120, 10965 Berlin
www.pyramidengarten-berlin.de

Kräuterladen und Naturheilpraxis

Khloud Zaher-Iraqi
Anzengruberstr. 11
12043 Berlin
www.heilpraxis-kraeuter.com

Die Autorinnen

Dr. Annette Kerckhoff, BSc Komplementärmedizin und European Master of Health Promotion, Lehrbeauftragte für naturheilkundliche Selbsthilfestrategien, Phytotherapie und Medizingeschichte, ist seit zwei Jahrzehnten auf die laienverständliche Vermittlung von Gesundheitswissen und Selbsthilfemaßnahmen spezialisiert. Sie hat zahlreiche Ratgeber und Patienteninformationen geschrieben und arbeitet für die Carstens-Stiftung : Natur und Medizin. Annette Kerckhoff hat diverse nebenberufliche Lehraufträge an der Hochschule für Gesundheit & Sport, Technik & Kunst (Berlin und Ismaning) und der Hochschule Coburg. Sie veranlasste in ihren Lehraufträgen diverse Studienarbeiten zu volksmedizinischen Themen, u.a. zu Honig bei Husten, Backpflaumen gegen Obstipation, Kokosöl im interkulturellen Vergleich und promovierte zu Schriften und Gesundheitskonzepten von Laienheilerinnen.

Caroline Contentin El Masri ist Krankenpflegerin und Masterstudierende der Sozial- und Kulturanthropologie im Bereich Medizinethnologie (FU Berlin). Sie arbeitet als wissenschaftliche Mitarbeiterin bei der Werkstatt Ethnologie. Für die Ausstellung „Sybillenwurz und Speisedampf – Heilmethoden mit Migrationshintergrund" hat sie als Ausstellungsmacherin gearbeitet und eine viel beachtete Texttafel zu Sinn, Bedeutung und Erlebnis von Schmerz und dessen lautmalerischen Äußerungen im interkulturellen Vergleich erstellt. Titel „Schmerz ... und Therapie" in Anlehnung an das Thema ihrer Bachelorarbeit. Sie publizierte in der medizinethnologischen Zeitschrift Curare in Zusammenarbeit mit Elisabeth Hirsch einen Beitrag zur Wanderung von Heilwissen, hielt Vorträge zum Thema Selbsthilfestrategien im Migrationskontext und widmet ihre Masterarbeit den Gesundheits- und Heilungsvorstellungen der Stadtteilmütter.

Werkstatt Ethnologie Berlin e.V.

Die Werkstatt Ethnologie Berlin e. V. (WEB) ist ein wissenschaftlicher gemeinnütziger Verein, der 1986 gegründet wurde. Die Mitglieder sind EthnologInnen und Kultur- und SozialwissenschaftlerInnen mit langjährigen Erfahrungen in Forschung, Lehre, Öffentlichkeitsarbeit, Erwachsenenbildung und Beratung.

Die WEB arbeitet vorrangig zur Ethnologie der Alltagskulturen in Berlin. Sie trägt dazu bei, Konfliktfelder und Chancen transkultureller Gesellschaften aufzuzeigen, ethnologisches Fachwissen praxisorientiert umzusetzen und neue Arbeitsfelder für EthnologInnen und andere Kultur- und SozialwissenschaftlerInnen zu erschließen.

Mit Ausstellungen, interkulturellen Stadtrundgängen, Vortragsreihen, Seminare und Publikationen treten die Mitarbeiterinnen an die Öffentlichkeit. Der Verein finanziert sich über Mitgliedsbeiträge, Spenden, Fördermittel, Honorar- und Werkverträge (www.werkstatt-ethnologie.de).

Bei der Werkstatt Ethnologie Berlin e. V. ist auch die HeilerInnen-DVD „Sibyllenwurz und Speisedampf" aus der beschriebenen Ausstellung zum Preis von 12,- EUR inkl. Porto erhältlich.

Carstens-Stiftung : Natur und Medizin

Erforschen. Erklären. Erleben

Ob Pflanzenheilkunde, Akupunktur, Homöopathie oder Blutegeltherapie – die Komplementärmedizin ist sehr vielseitig.

Wichtig dabei ist, genau zu wissen, welches Therapieverfahren bei welchen Krankheiten helfen kann. Antworten auf Ihre Fragen zur Naturheilkunde und Homöopathie gibt die Carstens-Stiftung : Natur und Medizin. Die Stiftung mit Sitz in Essen setzt sich bereits seit über dreißig Jahren dafür ein, dass Naturheilkunde und Homöopathie in der Medizin stärker verankert werden.

Die Carstens-Stiftung : Natur und Medizin ist auf die Unterstützung ihrer Fördermitglieder angewiesen – um Forschung zu fördern und Patienten unabhängig und fundiert beraten zu können.

Ihren Auftrag, Forschungsarbeiten zu veröffentlichen und ihre Ergebnisse verständlich aufzubereiten, nimmt die Stiftung sehr ernst. Denn nur so kann die Bevölkerung fundiert über die Möglichkeiten der Komplementärmedizin informiert werden. Dazu wurde 1998 der KVC Verlag gegründet und auf diesem Weg ein individuelles Profil für die Veröffentlichungen geschaffen.

Eine Mitgliedschaft bei Natur und Medizin e.V. lohnt sich in jedem Fall: Die sechsmal im Jahr erscheinende Mitgliederzeitschrift informiert zu spannenden Themen aus der Komplementärmedizin, gibt Selbsthilfe-Tipps und stellt aktuelle Forschungsergebnisse vor. Als besondere Leistung bietet das Team der Carstens-Stiftung : Natur und Medizin ihren Mitgliedern ein exklusives Ratgeberangebot, einen Recherche-Service zu individuellen Indikationen und Therapiemöglichkeiten an. Außerdem finanziert die Stiftung regelmäßig Veranstaltungen und Vorträge. Eine Mitgliedschaft gibt es schon ab 42 Euro im Jahr.